董氏奇穴临床治疗精华

杨朝义　杨雅冰　主编

辽宁科学技术出版社

沈 阳

本书编委会（以姓氏笔画为序）

刘秀丽　李梦然　李颖慧　杨建霞　吴玉斋　宋玉宗　宋恒哲

林中宝　赵金娟　赵雪梅　高秀红　褚丽萍　鞠龙秀　鞠晓雪

图书在版编目（CIP）数据

董氏奇穴临床治疗精华/杨朝义，杨雅冰主编．——
沈阳：辽宁科学技术出版社，2020.7（2025.5重印）
ISBN 978-7-5591-1382-5

Ⅰ．①董…　Ⅱ．①杨…　②杨　Ⅲ．①奇穴—穴位疗
法　Ⅳ．①R224.2

中国版本图书馆 CIP 数据核字（2019）第 238444 号

出版发行：辽宁科学技术出版社
　　　　　（地址：沈阳市和平区十一纬路25号　邮编：110003）
印　刷　者：辽宁新华印务有限公司
经　销　者：各地新华书店
幅面尺寸：170 mm×240 mm
印　　张：10
字　　数：200 千字
插　　页：4
出版时间：2020 年 7 月第 1 版
印刷时间：2025 年 5 月第 5 次印刷
责任编辑：丁　一　寿亚荷
封面设计：刘冰宇
责任校对：王玉宝

书　　号：ISBN 978-7-5591-1382-5
定　　价：50.00 元

联系电话：024-23284363
邮购热线：024-23284502

内容简介

　　董氏奇穴因其显著的疗效，在针灸界引起了不同的反响，尤其因其取穴少、疗效显著的优势被广大患者所青睐。本书对近200种疾病介绍了董氏奇穴特效精简治疗方案，所用处方均达到了精穴疏针的目的。力求治法简明、实效、易学、易用、易于复制推广，是针灸临床医师、董氏奇穴研究者和爱好者、医学院校学生及针灸爱好者阅读参考用书。

前　言

　　董氏奇穴自传承推广以来，因其用穴少、疗效高，迅速在世界各地传播开来。尤其近几年，针灸的国际化，极大地推动了董氏奇穴的进一步发展，形成了当前欣欣向荣的昌盛局面，可喜可贺。笔者因对董氏奇穴的喜爱，且在临床中广泛运用，获得了显著疗效，故而结合临床实践相继撰写了几本关于董氏奇穴方面的书籍，得到了许多同道的鼓励与支持，倍感欣慰。由此激发了笔者对董氏奇穴进一步探究运用的热情。由于之前所写的内容皆为综合性的，尚无关于董氏奇穴治疗学这种专业性强的书籍，心中总感有些缺失。应笔者许多学生及广大读者的强烈要求，针对当前有关董氏奇穴治疗方面的专著甚少，制约了临床运用及发展，亟需一本专门讲解董氏奇穴治疗方面的书籍。所以笔者编写了《董氏奇穴临床治疗精华》。

　　本书是根据笔者多年临床实践经验，并结合当前已出版的董氏奇穴书籍及其资料集合而成的，书中对董氏奇穴治疗的上百种优势病种进行了详细而全面的讲解，所用处方简明而实效。本着"穴精、针疏、效佳"的处方原则确定每一个治疗方案，具有可靠的临床实用性和可操作性。在实际运用中，不仅运用董氏奇穴，而是与传统针灸有效结合。以董氏奇穴为主、传统用穴为辅的原则，突显了董氏奇穴与传统针灸的紧密性与关联性，使得组方更为合理，疗效更加可靠，且对每一个处方的组方原理和用穴原则进行详细而明确的解析。本书处方精准、用穴明确，达到了"既授人以鱼又授人以渔"的目的。

　　全书自始至终本着专业术语通俗易懂、理论阐述深入浅出、操作方法简单易行的原则，适合中医爱好者，尤其是董氏奇穴爱好者阅读。总之，以突显董氏奇穴的特点和优势，使之规范化、系统化、普遍化是吾始终之心愿。

　　由于笔者水平所限，书中难免存在不足及谬误之处，恳请广大读者批评指正，以使本书日臻完善，更好地为读者服务。

杨朝义

于潍坊杏林中医科技有限公司

己亥年季春

目　录

第一章　头面肢体病症

第一节　头面部病症

一、头痛

头痛是伤害性刺激（致病因素）作用于机体所产生的感受，其疼痛部位位于头部。头痛也可以是痛觉传导纤维或痛觉各级中枢或调节痛觉的镇痛结构发生病变所致，还可以是面部或颈部病变所引起的牵涉痛。头痛是临床最为常见的症状之一，可单独出现，亦可见于各类慢性疾病中。从中医学看，可分为外感头痛、肝阳头痛、肾虚头痛、血虚头痛、瘀血头痛、痰浊头痛等；从经络学看，又有后头痛（太阳经），一侧或两侧头痛，即偏头痛（少阳经），前头痛（阳明经），巅顶头痛（厥阴经）。

针灸治疗头痛疗效良好，无论传统针灸还是董氏奇穴针灸皆有满意的疗效，下面根据经络学分类法来解析各类头痛的治疗。

（一）前头痛

特效用穴

肾关穴；天皇穴；二角明穴；火菊穴；火连穴。

临床运用及说明

前头痛是前额部位的疼痛，包括眼眶部（眉棱骨）、鼻骨部位的疼痛，若从经络学循行来看，这一部位则为足阳明经所过，因此在传统针灸学中被称为阳明经痛。传统针灸治疗多以手足阳明经取穴为主。

董氏奇穴中以二角明穴最为常用，这是因为董师所著的《董氏针灸正经奇穴学》中记载本穴有这一功效，主治中有眉棱骨痛、鼻骨痛，之后董氏传人皆言本穴能治疗本病，赖金雄医师经验用本穴配中白穴治疗前额痛有佳效。

笔者在董氏奇穴中以肾关穴与火连穴最为常用，这也是董师治疗前头痛在临床所常用的穴位，其治疗原理可以从传统针灸的经络理论解释，肾关穴与火连穴均在脾经线上，脾与胃相表里，所以用二穴可以治疗前头痛。天皇穴与火菊穴所用原理也与之相同，天皇穴与传统针灸阴陵泉穴相符，所以对湿邪而致的头痛最为对证，用于表现为头痛如裹，头脑昏沉之患者；火菊穴对伴有高血压及头晕者为适应证，临床可以仅用一穴，也可以两穴相配合。

对于眉棱骨痛、鼻骨痛除了用二角明穴以外，还有花骨一穴组，但是本穴组在足底，一是操作不便，又加之角质层较厚，针刺较痛，患者有时不易接受，所以限制了临床运用。对此，笔者治疗眉棱骨痛、鼻骨痛还是以二角明穴为常用，鼻翼穴也有这一功效。治疗眉棱骨痛，传统针灸中笔者以昆仑穴与解溪穴最为常用，昆仑穴主要用于外感风寒、风热而致的眉棱骨痛具有佳效，解溪穴用于胃经灼热上攻所致的眉棱骨痛效佳。

传统针灸治疗前头痛，笔者主要以印堂、合谷、内庭穴最为常用，病程久者常先在印堂穴刺血，董氏奇穴中以四花中穴瘀络点刺放血最为常用。

（二）偏头痛

特效用穴

足三重穴（点刺出血）；四花外穴（点刺出血）；耳上穴（点刺出血）；侧三里穴、侧下三里穴、肾关穴；中九里穴；指三重穴；门金穴。

临床运用及说明

久治不愈的头痛中以偏头痛最为多见，一般方法治疗往往难以治愈，通过长期临床来看，针灸应是具有优势的方法，具有速效并能得以根治，就从经络学来看，偏头痛应是少阳经脉病，所以临床运用仍然以少阳经脉为主，董氏奇穴的治疗运用也没有离开这一点。足三重穴与四花外穴所处的位置就在足少阳经脉上，临床运用时主要在这两个部位找瘀络点刺放血，可以同时用，也可以只选择一个瘀络明显的部位，足三重穴用毫针治疗也非常有效，对瘀滞明显的常配合本穴毫针治疗。耳上穴是耳三穴中的上穴，相当于传统针灸的经外奇穴耳尖穴，耳部为少阳经脉所过，故在传统针灸中经常在耳尖穴刺血治疗本病，所以与耳上穴所用原理相同，耳三穴在董师专著中有治疗偏头痛的功用，在临床运用时主要以耳上穴配耳背的瘀络为用。

侧三里穴、侧下三里穴与中九里穴所处的位置仍是在少阳经脉上，以经络的理论发挥运用。侧三里穴、侧下三里穴是董氏奇穴中极为重要的穴位，临床运用极为广泛，用于一切侧身障碍（身体外侧疾病）、牙痛以及上肢前臂疼痛性疾病。若是配用肾关穴作用尤佳；中九里穴与传统针灸的风市穴相近，也在少阳经脉上，风市穴就是传统针灸的要穴，在董氏奇穴中运用也非常广泛，临床治疗偏头痛常加配七里穴为倒马针加强作用疗效，功效也非常确实。指三重穴也有这个作用，董氏针灸传人赖金雄医师用本穴治疗偏头痛则有特效临床经验。

杨维杰医师发挥出了用门金穴治疗太阳穴处的疼痛，言之具有特效作用，这仍是根据经络理论发挥运用。笔者采取的是太阳穴疼痛先是在太阳穴刺血，有立竿见影之效，瘀滞者配足三重穴；气血不足者用侧三里穴及侧下三里穴；因风邪而致用中九里穴的用穴理念。

笔者在用传统针灸治疗偏头痛中，常先在太阳穴刺血，然后再用毫针，以局部丝竹空透率谷、风池，远部的外关、侠溪最为常用。丝竹空透率谷治疗偏头痛具有非常确实的功效，一般具有立竿见影的作用，可谓特效针，这早在《玉龙歌》中就有记载："偏正头风痛难医，丝竹金针亦可施，沿皮向后透率谷，一针两穴世间稀。"笔者用本穴治疗多例相关患者，针下则即有神清目爽之感，头痛会随之而消，即使久年的偏头痛也能立起沉疴。

（三）后头痛

特效用穴

冲霄穴（点刺出血）；指三重穴；正筋穴、正宗穴。

临床运用及说明

后头痛从经络来看应为足太阳经病，董氏针灸治疗本病非常重视刺血的运用，常以冲霄穴处点刺放血，本穴的运用是根据对应取穴的原理。笔者在临床也常以此部位处刺血为用，确能收到很好的疗效。在传统针灸中以委中穴刺血最为常用，疗效也非常满意，委中穴对人体后部有广泛的治疗作用，是人身要穴之一，也是刺血之要穴。正筋、正宗穴仍是从经络理论发挥运用，二穴处于跟腱上，这一部位就是足太阳之经脉，因此用之有显著疗效，尤其是后头牵及颈项部者，本穴尤为适宜，正筋、正宗穴对颈项部具有特效的作用。在赖金雄所著的《董氏奇穴经验录》中有指三重穴治疗后头痛的经验，后项痛配人皇穴为用。

笔者在传统针灸中治疗本病，也常用刺血，刺血有两个穴位最为常用，一是委中穴，二是大椎穴，大椎对后头痛伴有眩晕或是有颈椎病者应是首选，然后再针至阴穴，至阴穴为足太阳之井穴，根据根结理论，至阴穴对头面部疾病有广泛的作用，对眼疾、前头痛、后头痛、头顶痛均有效，这与足太阳经脉循行有关，"足太阳之脉，起于目内眦，上额，交巅"，联系到了眼睛、前额、头顶等部位，再以根结理论考虑，故能治疗上述疾病。所以《肘后歌》中有"头面之疾针至阴"之用。笔者以至阴穴曾治疗数例后头痛患者，确有特效作用。若是组方治疗，常以八脉交会穴配伍，后溪配申脉，再加局部的天柱穴。这些传统针灸的治疗，至今也是笔者在临床喜用的方法，疗效非常显著。

（四）巅顶头痛

特效用穴

冲霄穴（点刺出血）；火主穴；门金穴。

临床运用及说明

巅顶头痛在中医中称之为厥阴头痛，最早出自《伤寒论·辨厥阴病脉证并治》中，是三阴头痛之一，《兰室秘藏·头痛门》载："厥阴头顶痛，或吐痰沫，厥冷，其脉浮缓，吴茱萸汤主之。"之后便有诸多的临床论述。针灸治疗本病更有快捷之效，早在《肘后歌》就有"顶心头痛眼不开，涌泉下针定安泰"的记载，临床运用确能起到立竿见影的作用，如笔者所治一患者，因头顶剧痛4日余，西医多种检查未查出任何问题，用药无效而来诊，经针刺本穴几分钟后病痛即可缓解一半以上。在董氏奇穴中刺血仍以冲霄穴为用，冲霄穴点刺乃是头骶对应。火主穴所在的位置与太冲穴相近，处于足厥阴经脉上，所用仍是经络的循行理论。针刺火主穴时一定紧贴第1、2趾结合处进针，疗效会更佳。

笔者在传统针灸治疗后头痛中常以手厥阴心包经井穴中冲穴刺血为用，特别是急性比较严重的巅顶头痛，中冲刺血治疗本病效果非常好。毫针以太冲穴最为常用，局部常配百会穴，若是疼痛剧烈者就以涌泉穴代替太冲穴。

二、面痛（三叉神经痛）

面痛是以眼、面颊部出现放射性、烧灼样抽掣疼痛为主症的疾病，又称之为"面风痛""面颊痛"。表现特点为突然发作，呈闪电样、刀割样、针刺样、电灼样剧烈疼痛。部分患者有诱发点，当说话、洗脸、刷牙、进食时而诱发，甚至连喝水也会诱发。面痛属于西医学中的三叉神经痛，归属神经科疾病，是国际公认的疑难杂症之一，一般治疗较为棘手，针灸治疗本病有着巨大的优势。中医认为本病的发生多由心火内蕴，腠理开泄，风邪乘虚侵袭，客于手足三阳之经络而致。可见本病从经络学来看主要以手足阳经为主，其中又主要以阳明经为主。

特效用穴

太阳穴（点刺出血）；侧三里穴、侧下三里穴；足三重穴；木斗穴、木留穴；大白穴、腕顺一穴。

临床运用及说明

本病在西医学中根据发病的原因分为原发性和继发性两种，原发性针灸治疗疗效明显，若能辨证准确，用穴合理，多有立竿见影之效，但对于继发性原因所致的患者，治疗较为棘手，往往反复发作。

在董氏奇穴中以侧三里穴、侧下三里穴用之最广，笔者在临床中以此穴组也治疗过多例相关患者，为提高治疗效果，笔者一般多配合火针或刺血疗法。一般来针灸的患者，多是经过多种方法治疗无效而来的，或者是病情较为顽固的患者，因此仅用毫针治疗有时难以奏效，故多配合火针局部点刺，或在患处及太阳穴处刺血，再以毫针针刺，这样治疗效果更为满意，既能速见其效，又能较快地治愈。面部有三大疾病：面痛、面瘫及面肌痉挛，这三种疾病是面部常见病，且均是针灸的优势病种，在董氏奇穴治疗中各有相关穴位运用，面痛以侧三里穴、侧下三里穴为常用，面瘫以足三重穴为常用，面肌痉挛以三泉穴为常用的用穴思路。

木斗穴与木留穴就所处的位置来看，应在足阳明胃经，名为"木"，而应风，面部则为阳明经主治范围，其病因多因风邪客居面部，故用本穴既能调理阳明之气血，又能祛风，所以本穴治疗本病就有确实的功效，木斗穴常与木留穴倒马针用，也是笔者治疗本病常用的一组穴位。足三重穴理论非常明确，而是以活血化瘀为用，对于瘀滞明显的患者本穴组则是对症地治疗。大白穴近于三间穴，三间穴为手阳明经之穴，本穴是五输穴之输穴，"输主体重节痛"，所以用之有效，杨维杰医师由此还发展出了用大白穴配腕顺一穴的特效穴组治疗三叉神经痛，取用原理皆是根据传统针灸经络理论发挥而出，二穴分别与传统针灸的三间、后溪穴相近，所以传统针灸中就以此二穴为用，并名为"叉痛杨二针"。笔者在传统针灸中则以听宫、合谷、天枢穴最为常用，临床也取得了显著疗效，听宫穴为手太阳小肠经之穴，并是手足少阳之交会穴，具有祛风行血之效，对三叉神经痛具有很好的止痛作用，天枢穴为足阳明胃经之穴，并是大肠腑之腹募穴，腹募穴是脏腑精气会聚于腹部的穴位，因此本穴具有通调肠腑，使腑气通畅，气血得行，有效改善阳明经之气血，故而能够起到根本的治疗作用，合谷穴是止痛效穴，对面部疾病有特效，自古有"面口合谷收"之用。所以此三穴对三叉神经痛有很好的疗效。

笔者喜欢针灸的一个重要原因也与三叉神经痛这个病有关，关于这个具体感悟过程，笔者在拙作《针灸特定穴临床实用精解》一书中曾有详细的介绍。笔者在临床中以针灸方法曾治疗过多例本病患者，取得了非常好的治疗效果，在所治的患者中有长达十余年未能治愈之病患，有年龄高达 80 岁之患者，有发作后 1 周不能喝水、吃饭的患者，这些棘手的患者笔者以针灸治疗均取得了显著疗效。

三、面瘫

面瘫是以口、眼向一侧㖞斜为主要表现的病症，又俗称为"口眼㖞斜""吊线风""卒口僻"。在西医学中称之为"面神经麻痹"或"面神经炎",主要指的是周围性面神经麻痹,最常见于贝尔麻痹,这一类型一般较为好治,若治疗及时正确,见效非常迅速,还有少部分为亨特氏面瘫,本型主要病因是病毒而致,这一类型治疗相对较为缓慢,多为难治性面瘫,治疗时间多较长。

中医学认为,本病多由正气不足,脉络空虚,外邪乘虚而入,以致阳明、太阳之脉经气阻滞,气血运行不畅,经筋受病而致口眼㖞斜。

本病是针灸临床中的常见疾病,这说明本病针灸治疗已得到了大家的公认,从治疗疗效来看,确实是针灸的优势病种之一。

特效用穴

四花外穴(点刺出血);足三重穴(点刺出血或毫针治疗);侧三里穴、侧下三里穴;三泉穴(下泉穴、中泉穴、上泉穴);中九里穴;灵骨穴。

临床运用及说明

首先是四花外穴点刺放血,面瘫疾病刺血治疗非常有效,是本病的优势方法,刺血方法治疗本病在民间也广为运用。笔者的家乡就有一个祖传刺血手法治疗本病的民间高手,在口腔内刺血,是这名老者家族传承下来的方法,在笔者还是孩童时代的时候就亲眼见过他刺血治疗本病,当时笔者是陪同大姐家外甥女去治疗,那时笔者外甥女仅2周岁,这说明本病小儿也不可避免。杨维杰医师也善于在此处刺血治疗本病,所用或许也应是来源于民间传承。董氏奇穴刺血治疗本病善于在四花外穴周围的瘀络用之,四花外穴与四花中穴都是刺血的重要部位,并能够治疗多种疾病,如高血脂、高血压、急性胃肠炎、哮喘等,尤其对侧身各种疾病更有显著疗效,如偏头痛、耳病、胁肋痛、肩臂痛、胸痛、外侧(少阳经)的坐骨神经痛等。足三重穴位也是本病常用的刺血点,足三重穴位不仅可以刺血,也可以毫针治疗,尤其对瘀血症状明显的患者,用本穴组活血化瘀有很好的功效,因此成为董氏奇穴治疗本病常用的一组穴。另外侧三里穴、侧下三里穴,三泉穴(下泉穴、中泉穴、上泉穴),中九里穴也常用,三穴组其治疗原理相近,皆在少阳经脉上,少阳经脉主风。

传统针灸治疗本病非常重视面部穴位,传统针灸认为本病的发生与经筋失调有关,经筋病的治疗原则"以痛为腧",所以非常重视局部穴位的运用,如颊车、地仓、下关、颧髎穴等用之甚多,经筋病的治疗方法是"番针劫刺",因此笔者在局部常以火针治疗,疗效非常肯定,确实是值得临床大力推广的优势方法,尤其对顽固不愈的患者。笔者在传统针灸远端用穴则是以合谷、太冲穴最为常用,合谷穴为手阳明大肠经之原穴,气血充盛,主气,尤善于对面部疾病治疗，耳熟能详的"面口合谷收"就是经典的总结；太冲穴为足厥阴肝经之原穴，主血，足厥阴肝经"从目系下颊里，环唇内"，与面部广泛联系，在《百症赋》中有"太冲泻唇㖞以速愈"的经验，这说明用太冲穴治疗本病有着丰富的经验。所以二穴气血同调，疗效非常好。杨维杰医师擅长用足三里、上巨虚穴治疗，并名为"㖞二针"，并主张在患侧口腔黏膜点刺放血。

笔者治疗本病一般先刺血，常在患侧的口腔内瘀络或耳尖点刺放血，二穴可以交替运用，也可以同时运用。再用毫针治疗，毫针则以远端与局部相结合的方法，先远端取穴，远端以健侧的足三重穴或侧三里穴、侧下三里穴（笔者多是交替用穴），健侧的灵骨穴，双侧的太冲穴，再加局部配穴，局部用穴根据面瘫的部位表现配用穴位。对于病程久、顽固性患者，笔者常加用面部火针治疗，而能起到立起沉疴之效。

总而言之，针刺治疗面瘫是非常优势的方法，但在治疗时应注意几个方面，方能提高临床疗效并能预防意外。第一，本病治疗越早越好，若是超过1个月以上，往往会留有后遗症，所以得病之后需要及时治疗；第二，是在发病的初期（1周内），局部穴位一定注意针刺的深度，不可过深，过深反而引邪入内，不利于疾病的恢复。当疾病超过7天之后，局部穴位针刺时要注意适当加强深度；本病早期慎用电针，过早地用电针，特别是高强度的电针，容易导致面肌痉挛的发生，这些细节问题在临床时必须注意，否则会适得其反，影响治疗效果。

四、面肌痉挛

面肌痉挛又称面肌抽搐，是以阵发性、不规则的一侧面部肌肉不自主抽搐为特点的疾病。本病一般多发于一侧，当说话、紧张时诱发或加重，睡眠后停止发作。初起多从眼睑开始，逐渐扩散到同侧面部、口角等，痉挛范围不超过面神经支配区。本病在中医学中称为"面风""筋惕肉瞤"，其发生常与外邪侵入、正气不足等因素有关。目前对本病尚无特效的方法，针灸治疗疗效多较满意，但是对病程较长的患者治疗较为棘手，常需要较长的时间。晚期患者常出现肌无力、肌萎缩和肌瘫痪。

特效用穴

三泉穴（下泉穴、中泉穴、上泉穴）；侧三里穴、侧下三里穴；中九里穴；足驷马穴（驷马中穴、上穴、下穴）。

临床运用及说明

西医对本病的病因尚不明确，因此治疗棘手，往往使患者缠绵难愈。通过临床实践治疗来看，本病早期治疗疗效较好，发病时间越短效果越好，随着病程的延长，大大增加了治疗难度，笔者在临床所治疗的这类患者，多数都是久病患者，最短的患者也在 1 年以上的病程，病程长达 10 年、20 年、30 年以上的患者不乏少数，这说明本病一般治疗方法多不理想，故才缠绵难愈，因此也就大大地增加了治疗难度，治疗时间一般来说都比较漫长，且疗效不稳定，容易复发。

董氏奇穴治疗本病则以三泉穴最为常用，是董师治疗本病所常用之穴，为本病的特效穴组，笔者也常用之，临床仅以健侧取穴。笔者在临床常以三泉穴（下泉穴、中泉穴、上泉穴）与侧三里穴、侧下三里穴交替用穴，因为本病多数治疗时程较长，所以长期用一组穴位会导致穴位的疲劳，这样交替用穴比单纯用一穴组疗效高而且还能减轻痛苦。

在传统针灸中笔者以合谷、太冲、后溪透劳宫最为常用，后溪透劳宫用患侧穴位，具有特效作用。后溪穴通督脉，督脉入脑，故后溪穴有镇静作用，劳宫穴为心包经之穴，当后溪透向劳宫时更加强了镇静的作用。记得 5 年前，笔者曾治疗一名老年男性患者，患有面肌痉挛 3 年多，就诊时由于患者比较紧张，痉挛非常明显，当一针后溪透劳宫之后，痉挛症状即明显缓解，患者非常震惊，由此大大增强了治疗信心。笔者以本穴为主穴共为患者治疗 12 次而痊愈，至今未见复发。开四关有镇静和解痉的作用，所以对本病非常适宜。对于顽固性患者，可以配合其他疗法，一是在面部痉挛中心点点刺放血，二是在痉挛中心点细火针点刺，则能明显提高疗效。

五、口噤不开（颞下颌关节功能紊乱综合征）

颞下颌关节是人体活动频繁且具有重要生理功能的关节之一，因此常会导致关节的紊乱而出现症状，主要因外伤、劳损、寒冷刺激或周围组织炎症波及等因素导致咀嚼肌疲劳、炎症反应或颞下颌关节各组成结构之间运动失常而引起的疼痛、弹响、肌肉酸痛、张口受限等症状为表现的病症。病程一般较长，经常反复发作，严重者可伴有耳鸣、听觉障碍、头晕、头痛等症状。

本病属于中医学中的"口噤不开""颌痛""颊痛"，俗称为"张口不灵"。本病的发生多与外感风寒、外伤经筋等因素有关，以致颞下颌部气血运行不畅，经脉受阻，气血瘀滞脉络，颞下颌关节失于濡养而发生。

特效用穴

太阳穴（点刺出血）；火主穴或火硬穴；四花上穴；灵骨穴；门金穴。

临床运用及说明

记得在 8 年前，笔者被邀约到一个针灸培训学校去讲课，当到达这个学校的治疗室时，恰巧有一个学生因本病将要行针刺治疗。患者是一名女生，张口受限已经几月有余，曾口服药物及膏药等其他疗法治疗无效，在本校已针灸1周多了，但却没有什么效果，适逢再次针灸治疗时，笔者到达诊室，将要开始操作的老师一定推让给笔者来针刺，于是笔者就在灵骨穴和火主穴各扎了一针，得气之后，边捻转针，边嘱患者逐渐张口，几分钟后张口幅度明显增大，疼痛也明显缓解。因此无论患者还是其他学员均叹服其疗效，在场的学员了解了笔者所用的是董氏奇穴穴位，对此都极为感兴趣，之后大部分学员跟随笔者学习了董氏奇穴。笔者曾以灵骨穴、火主穴治疗多例相关患者，均取得了显著疗效。二穴均是贴骨进针，颞颌关节紊乱为骨病，以骨治骨，这是取效的理由之一；火主穴所处的位置与太冲穴相近，在足厥阴肝经上，足厥阴肝经"从目系，下颊里，环唇内"，与经络在面部分布关系密切，又肝主筋，所以火主穴对本病自然就有效了；灵骨穴在手阳明大肠经脉上，手阳明多气多血，面部又为手足阳明经脉之所行，根据经络理论用之是自然之理，董氏奇穴灵骨穴具有温阳补气的功效，有效地调节面部气血。因此，灵骨穴与火主穴就是笔者治疗本病的最常用穴位。火硬穴对本病的治疗也是董氏原著中所载的主治功能之一，四花上穴在足阳明经脉上，用之还是阳明经脉围绕面颊部所行之理，又阳明经脉多气多血的原因，所以四花上穴也非常有效。杨维杰医师有以门金穴治疗本病的特效经验，并配火主穴左右交替用针，言之作用特效，并称之为"颞二针"。传统针灸治疗本病笔者则以下关穴配解溪最为常用，解溪穴为足阳明胃经之经穴，阳明脉络通畅，气血充养筋脉，筋脉得养则动作如常，解溪穴的运用与杨维杰医师用门金穴的理论相同。

本病的刺血笔者以局部患处或是患侧太阳穴最为常用，对久病者常加用患处的刺血疗法，确能提高临床疗效。还应当注意平时的调护，在治疗期间或治愈后，嘱患者注意其诱发因素，避免过度张口和咀嚼硬物而造成关节损伤，纠正不良咀嚼习惯，以防止肌肉韧带的损伤，避免风寒，对巩固疗效、防止复发极为重要。

第二节　颈肩部病症

一、落枕

落枕又称"失枕"，是一种常见病，多发于青壮年，以冬春季多见。落枕的发生主要是睡眠时枕头高低不适，姿势不良，或颈肩部感受风寒，引起颈肩部一侧软组织痉挛疼痛，活动受限的病症。一般于晨起时发现，感觉颈项部疼痛，脖子不能前后俯仰或左右转动。基本病机是经筋受损，筋络拘急，气血阻滞不通。本病主要与督脉、手足太阳和足少阳经密切相关。

特效用穴

正筋穴、正宗穴；重子穴、重仙穴；火菊穴；中白穴。

临床运用及说明

本病虽然能不治自愈，但发病后给患者带来了一定的痛苦与不便，一般的治疗方法没有针灸作用效速，若处理得当，一般经 1 次或 2 次的治疗即可痊愈，是针灸优势病种之一，因其疗效卓著，在针灸临床中十分常见。本病无论传统针灸还是董氏奇穴的治疗均有显著疗效。董氏奇穴中正筋、正宗穴是治疗本病的主穴，也是笔者所常用之穴，对伤及颈项部两筋的效果良好，其治疗作用与经络有关，二穴所处的位置在足太阳经脉上，足太阳经脉行于颈上，"还出别下项"，故是经络所行。二穴处在足后跟筋上，根据"以筋治筋"的理论也极为合拍，可见正筋、正宗穴对本病的治疗无论在理论上还是疗效上都极为可靠。但对牵及肩部的时候，伤及面积较大，此时当用重子穴配重仙穴疗效好，重子穴偏于治疗肩痛，重仙穴偏于治疗颈痛，二穴倒马针故对牵及面积较大的颈肩痛有特效。火菊穴治疗本病是董师原著中的基本作用，主要用于慢性损伤者，尤其对颈部酸胀不适，左右活动受限的时候效果好。总之，笔者在临床每遇落枕患者，总首先考虑到正筋穴、正宗穴，或用重子穴、重仙穴。

笔者在传统针灸治疗本病常以后溪穴、束骨穴或悬钟穴最为常用，其疗效仍然显著。后项部有三条经脉所过，分别是手足太阳经和督脉，伤及正中线的为督脉病，当离开督脉，但距离后正中线较近，甚至牵及后头或项背部，属足太阳经；如果伤及的症状在颈项部后外侧，距离正中线稍远，甚至牵及耳后及肩胛者，属手太阳经。由于手足太阳经落枕有别，所以《灵枢·杂病》言："项痛不可以俯仰，刺足太阳；不可以顾，刺手太阳也。"后溪穴为手太阳之输穴，束骨穴为足太阳之输穴，二穴均为输穴，根据"输主体重节痛"的理论，二穴分别应对于不可俯仰和不可以顾。后溪穴又为八脉交会穴之一，通于督脉，所以后溪穴还能治疗病在督脉者，所以只要是后项部的落枕，不管是在督脉或在太阳经，后溪穴都是特效穴。若当疼痛点在侧颈部时，其经脉应在少阳经上，所以此时应选用少阳经脉的穴位，临床以悬钟穴为最常用的穴位，是临床治疗落枕的特效穴，笔者也曾以悬钟穴治疗数例相关患者，确实能起到针到病解的功效。

二、颈椎病

颈椎病属于中医学中的"项痹""项强"，是指颈椎间盘退行性病变及颈椎骨质增生，刺激或压迫了邻近的脊髓、神经根、血管及交感神经，并由此产生颈、肩、上肢一系列表现的疾病，称为颈椎骨性关节病，简称颈椎病。西医临床根据发病原理和临床表现分为六型，即颈型、神经根型、脊髓型、椎动脉型、交感型和混合型。

本病的发生是因长期低头工作、年老正虚、经气不利等所致，以项部经常疼痛麻木，连及头、肩、上肢，并可伴有眩晕等为主要表现的综合征。中医学认为六淫外感、劳倦内伤、外伤跌仆、禀赋不足等皆可导致颈项部气血运行受阻，血液留滞于脉外或停滞于脉中，气滞血瘀，或筋脉失养，导致本病。近些年，由于电脑工作的普及，手机的广泛运用，本病的发生十分普遍，已经成为时下严重影响人类健康的一大因素，这当引起每个人的注意，合理的工作，杜绝不必要的电脑、手机操作，减少颈项部疲劳的发生。

针灸对本病治疗有着极大的优势，具有见效快、疗效高、无副作用等优势，是目前治疗本病的优势方法，值得临床推广运用。

特效用穴

正筋穴、正宗穴；肺心穴；肾关穴；四花上穴；火菊穴；后椎穴、首英穴；富顶穴、后枝穴。

临床运用及说明

颈椎病已成为时下常见病，在针灸临床中十分常见，笔者在工作中几乎每日都会见到因颈椎病来诊的患者，通过针灸处理，既能有立竿见影的效果，也有长期稳定的疗效。笔者在临床治疗颈椎病第一要做的就是注重刺血，常在大椎穴、委中穴以及曲陵穴上刺血，对改善症状可有血出立效的作用。然后再根据患者症状选取相应穴位毫针治疗，对颈项僵硬、拘急不适的患者最常取用正筋穴、正宗穴与肺心穴；患者因项部酸痛、眩晕明显的常以火菊穴、肾关穴、富顶穴、后肢穴为常用；患者若以四肢麻木为主要表现时，常以火菊穴、四花上穴、肾关穴为主穴。

在董师原著中有富顶穴、后枝穴两穴同时下针可治疗颈头部疼痛、扭转不灵的临床运用，就其这一部位穴位对应来看，二穴应对应头项部，其治疗作用有头晕、头痛，所以二穴主用于因颈椎病所导致的眩晕，通过临床运用看，也确实验证了这一功效性。后椎穴与首英穴也在这一部位，就二穴所在的部位应对应颈胸椎，在原著中的作用功效是脊椎骨脱臼、脊椎骨胀痛，笔者将其用于颈椎病的治疗，获得了显著效果。二穴所处的位置应在三焦经上，三焦通行诸气，其穴紧贴骨进针，根据"以骨应骨"的原理，所以对于颈椎的治疗就具有特效，二穴倒马针同用可起到协同之效。

中医学认为，颈椎病病在骨筋，本为肾虚。从经络辨证来看，主要与督脉、肾经和膀胱经有关，因此临床用穴主要从这几条经脉中选穴，传统针灸笔者最常取用的是后溪、束骨、昆仑、悬钟几穴，至今也是笔者在临床上常用的穴位。当患者颈项部症状非常明显时，也常取用颈项部夹脊穴来改善颈项部的疲劳，虽然是局部用穴，但对改善患者症状疗效确实，尤其对颈项部两筋胀痛者效果明显，值得重视。

三、痉挛性斜颈

痉挛性斜颈是肌张力障碍疾病的一种，是指原发性颈部肌肉不随意收缩引起的头颈扭转和转动为表现的症候群，局限于颈部肌肉。由于颈部肌肉间断或持续不自主地收缩，导致了头颈部扭曲、歪斜、姿势异常。发病以中青年为多见，其西医学中病因难以明确，目前多数认为精神因素对症状发作影响很大。西医药物治疗作用低，一般采用肉毒素等药物治疗，或以手术治疗，但效果不理想。针灸对此有较好的疗效，属于中医"伤筋""痉证"范畴，归为筋挛。中医认为本病的发生多是因外伤导致经脉壅阻、气血运行不畅，或颈部阴血亏少，筋肉失于濡养而致。

特效用穴

中白穴；重子穴、重仙穴；肺心穴；正筋穴、正宗穴。

临床运用及说明

颈部姿势异常与手足少阳经有重要的关系，中白穴所处的位置在手少阳经脉上，并近于输穴中渚穴，疏调手少阳之气血，补气理三焦的作用甚强，所以能够有效地解除痉挛，达到止痹痛的作用；肺心穴在中指节，对应脊椎，为中央之中央，故对颈椎部位病变有针对性地处理；重仙穴、重子穴为颈肩部特效穴组，重仙穴对应于颈部，重子穴对应于肩部，二穴解痉作用非常强大，重仙穴对本病有很好的功效，用之则有立竿见影的效果。

四、肩周炎

肩周炎是以肩关节疼痛和活动不便为主要症状的常见病症，是针灸临床常见病，也是针灸的优势病种之一。中医根据病因及临床表现有多个病名，若在 50 岁左右发病的患者，被称为"五十肩"，因受风寒而致的被称为"漏肩风"，因肩部功能受限，影响肩部抬举的被称为"肩凝症"或"冻结肩"。这些病名更符合临床辨证诊断，对临床的诊断与治疗有指导作用。临床表现以发病时间的长短而有不同，初期以疼痛为主，一般可有固定压痛反应，多为日轻夜重的表现，随着病情的进一步发展，疼痛程度反而减轻，可逐渐出现功能障碍，影响活动，日久不愈者，可致肩部肌肉萎缩。

肩周炎的发生常与体虚、劳损及风寒侵袭肩部等因素有关。病位在肩部筋肉，与手三阳、手太阴密切相关。基本病机是肩部经络不通或筋肉失于气血温煦和濡养。

特效用穴

四花上穴、四花中穴；天皇穴、肾关穴；肩中穴；中九里穴；曲陵穴；足千金穴、足五金穴。

临床运用及说明

若是有效地治疗肩周炎，就必须明确肩周炎的病因与病机，这与我们的治疗有直接关系。多数医家皆认为肩周炎为纯实证，其实并不然，其病性多是本虚标实证，这是非常关键的一点，虚为本，标为实，明白了这一点就明确了为什么 50 岁左右的人容易得肩周炎了，这是因为这个年龄容易出现肝肾阴虚和阳明气虚，故而造成了发病的内因，所以也就明确了我们在治疗五十肩时为何取用足阳明胃经的条口、中平、解溪、冲阳等穴有特殊的疗效。因为足阳明胃经为多气多血之经，其阳气在六阳经中是最盛的经脉。《素问·阴阳应象大论篇》言："阳气者，精则养神，柔则养筋。"这说明人在 50 岁左右，肝肾阴虚，筋失所养；阳明气虚，筋失温煦，故而会出现肩部的不荣则痛和活动障碍，由此可见，肝肾阴虚和阳明气虚是肩周炎发病的内在病机。在董氏奇穴治疗肩周炎的运用中仍然没有离开这一理论，四花上穴、四花中穴在足阳明胃经上，其运用就如同传统针灸的条口、中平这些穴位，二穴倒马并用，有效地提高了治疗功效，笔者在临床见肩周炎患者气血不足明显时，常以此二穴调理。天皇穴与肾关穴均是调补肾气的要穴，肩痛常因年老气血不足、筋骨失养而致，用于肩背痛是否以调补肾气发挥功效呢？董师在治疗肩痛时常取用天皇穴治疗，杨维杰医师发挥出了用肾关穴治疗肩臂抬举受限的患者，临床多以天皇穴与肾关穴倒马并用，可用于颈、肩、背部位的疼痛，具有很好的疗效。中九里穴与传统针灸风市穴相符，风市者，风之市，治风之力尤强，肩周炎之外因与风邪关系最为密切，因此用中九里穴对治疗因风邪而致的患者是首选穴位，常配七里穴为倒马针，效果更佳。赖金雄医师在临床发挥出了上九里穴配肩中穴治疗肩关节痛而活动受限的患者。

足千金穴、足五金穴治疗肩及背痛是董师原著中的主治作用，并主张二穴倒马运用。杨维杰医师对此发挥出二穴治疗肩臂不能侧伸及后伸的临床运用，或者肾关穴与足千金穴、足五金穴配用治疗肩臂抬举困难，凡肩臂抬举困难、活动受限者可首先应用这一组穴。用本组穴治疗肩臂抬举困难者有着确实的功效，且有立竿见影之效。

笔者在治疗肩周炎中非常重视刺血的运用，刺血点一般要通过循经按压找到最痛点或是牵掣点（抬举受限者），在此处刺血之后再拔火罐，可有事半功倍之效，对于风寒湿痹明显的患者，也常在阿是穴火针治疗。在传统针灸中笔者最常取用条口透承山、阳陵泉、后溪穴、三间穴、中渚穴几穴。后溪穴、三间穴、中渚穴分别为手三阳经之输穴，"输主体重节痛"，当辨明病在何经，就取用何经之输穴。条口穴主要用于阳明气血不足之五十肩，尤其累及多条经脉时常取用本穴，针刺一定要深，透达承山，故在临床有条山穴之称。阳陵泉穴为八会之筋会，可通治一切筋病，肩周炎则为筋病，所以任何经脉之肩周炎皆可取用本穴。

五、颈肩痛

颈肩痛是因颈部疾病并牵及肩部疼痛，或因肩部疾病牵及颈项痛，是颈肩部综合征，这种现象在临床中也十分常见，可见于落枕、颈椎病、肩周炎等疾病中，主要属于劳损性疾病，也有外伤而致，导致颈肩部气血痹阻，经脉不通而致。一般方法处理较为棘手，常缠绵难愈，针灸处理有较好的作用，若能正确用穴，也多有立竿见影之效。

特效用穴

正筋穴、正宗穴；腕顺一穴、腕顺二穴配中白穴；四花上穴、肾关穴；重子穴、重仙穴；天皇穴。

临床运用及说明

颈肩痛这一病症在临床中较为常见，传统针灸主要从局部用穴处理，局部取穴往往较多，笔者在传统针灸中毫针处理主要以塔形斜刺法针刺，或是以刃针松解劳损的肌肉，这种方法比较迅速。董氏奇穴在这一方面处理主要是远端用穴，具有取穴少的优势特点。如果是急性发病，疼痛症状明显，重子穴、重仙穴则为首选，具有很好的作用，二穴对颈肩痛都有治疗功效，重子穴对肩痛更有效，重仙穴对颈痛作用更显著，二穴合用颈肩痛故有特效；正筋穴、正宗穴对颈项两筋痛牵及背部竖脊肌最为有效，正筋穴在太极全息对应颈部，对颈部病非常好，二穴又在跟腱上，以筋治筋，若是此症状明显时二穴为首选穴；肾关穴从全息对应来看，对应的是颈肩部，故用之具有特效，配四花上穴改善颈肩部气血，疗效更强，一般健侧针肾关穴，患侧用四花上穴，是治疗颈肩痛非常不错的一组穴；笔者还经常用腕顺一穴、腕顺二穴配中白穴来处理，也具有很好的疗效，颈部多是膀胱经的问题，二穴从经脉来看，在小肠经脉上，小肠与膀胱同名经，"同名经同气相求"，又肩部疼痛多是小肠经的问题，二穴用之治肩部痛当然就能甚效，所以颈肩痛二穴皆能处理，肩部若不是小肠的问题就是少阳的问题，所以常加用中白穴解决。

六、肩胛痛

肩胛痛在许多肩胛部组织损伤的疾病中都可以出现，如肩胛肋骨综合征、弹响肩胛、背阔肌肌膜炎、冈上肌肌腱炎等。导致本病的因素较多，但主要是由于过劳或长期保持某一个姿势，使肩胛部肌肉劳损，局部气血受限，风寒湿邪外侵，经络阻滞，气血运行不畅；或活动不慎，损伤肩胛部筋骨，使脉络不通，气血瘀滞，故而导致疼痛。

特效用穴

心膝穴；重子穴、重仙穴；外三关穴。

临床运用及说明

肩胛骨处包括斜方肌、肩胛提肌、背阔肌、小圆肌、大圆肌、肩胛下肌等，所以此处疼痛较为复杂，笔者在临床以重子穴、重仙穴用之最多，二穴对颈椎、肩部、背部有着广泛的作用，是颈肩背痛的特效针，处理这一部位的疼痛非常对症，具有确切的疗效；心膝穴治疗肩胛部位疼痛是本穴的主治功效，董师言本穴治疗膝盖痛和肩胛痛，笔者在临床也常用之；外三关穴是治疗肩背痛的特效针，尤其对伴有酸麻无力症状时有特效。

第三节 上下肢部病症

一、上肢部病症

（一）手指痛

手指痛在临床中极为常见，一是由跌打损伤、扭拉伤而致；二是风寒湿痹而致，如风湿、类风湿性疾病；三是慢性劳损及退行性变而致，在西医学中被称为无菌性炎症和退行性改变。中医认为外伤筋骨、劳伤筋膜或年老亏虚，风寒入络，血不荣筋，筋骨失养而致本病的发生。

特效用穴

五虎一穴；肾关穴；人士穴；四花中穴；木留穴；侧三里穴、侧下三里穴；曲陵穴。

临床运用及说明

导致手指痛的原因有很多，小到轻微的扭挫，重到全身性严重疾病，如类风湿等自身免疫系统疾病，都会导致手指痛的症状，因此临床治疗较为复杂，在这里所言的手指痛主要针对手指一些自身因素而致的，如外伤、劳损以及感受风寒之邪。这些问题看似非常简单，但临床处理较为棘手，一般治疗没有理想的方法，针灸治疗就是极为有效的方法。董氏奇穴在手指痛的处理上更为简单而速效，多能立竿见影。还记得笔者7年前被邀约到一所针灸学校去讲针灸治疗课，在上课前有一名学生因无名原因的食指疼痛咨询，疼痛已有月余，曾用过多种方法处理，但一直未效，想寻求处理，笔者即从背包里取出针具（按：笔者只要外出随身必带针具），在其健侧针了五虎一穴、五虎二穴，然后让其活动患指，被针刺者反复活动后，非常惊讶地说，老师您的水平真高，就两针下去怎么活动也不痛了呢？我对这个学员言道：这不是我的水平高，而是董氏奇穴的功劳。由此马上引起了在座所有学生的兴趣，接下来这堂课学生也就自然听得特别认真，激发了他们对针灸的浓厚兴趣。虽然当时给他们仅讲了几天课，但这些学生至今都和笔者保持着联系。其实这就是五虎穴的功效，笔者曾以五虎穴治疗多例各种原因的手指痛、足趾痛、足背痛、足跟痛等相关患者，确能起到立竿见影之效。五虎一穴常配用五虎二穴为倒马针加强作用疗效，一般用健侧穴位，若是多个手指痛或手指痛的时间长了，也可以加用患侧的五虎穴，在针刺的情况先针健侧的穴位，再针患侧的穴位，起针时，先起掉患侧的穴位。曲陵穴也有很好的作用，用患侧的穴位，以强刺激泻法为用，本穴不仅对手指痛有效，而且对手指拘挛不伸或手抽筋也具有特效的作用，曲陵穴就是传统针灸的尺泽穴，尺泽穴自古就是治疗筋骨病的特效穴，歌赋有"尺泽能医筋拘挛""尺泽能舒筋骨疼""筋急不开手难伸，尺泽从来要认真"等记载，均以患侧用穴、泻法，用于手指痛、手抽筋、手拘挛。对于多个手指痛的情况笔者常以肾关穴为用，这种配穴运用，不但治疗一般的手指痛，而且对非常复杂的类风湿等而致的手指痛也能起到很好的调治作用。其次笔者常用的就是人士穴，在三士穴中只有本穴能治四肢痛，在针刺时深度宜浅，针深 0.5 寸即可。海豹穴在董师原著中的作用是治疗大指及食指痛，其治疗原理为对应思想运用，但笔者较少用。四花中穴作用于食指痛，食指为手阳明大肠经，四花中穴在足阳明胃经，同名经的运用。木留穴用于中指痛的治疗，木留穴在足的第 3、4 趾之间，则是根据对应之原理运用，临床疗效较佳。

传统针灸治疗手指痛多在局部用穴，笔者在过去临床治疗多以火针或刺血运用，对于病程长而顽固的患者，仍然常配用火针或刺血。

（二）手指麻

手指麻就是指手指麻木，常伴有针刺感和蚁行感，是一种常见的症状，导致麻木的原因非常复杂。如西医中的末梢神经炎、腕管综合征、雷诺综合征、颈椎病、心脑血管疾病等，都可以导致麻木的症状出现。西医学中认为常由支配手部的神经功能损害或是末梢血液循环障碍引起，严重者可伴有手部肌肉萎缩。中医认为风寒之邪或气血亏虚导致四肢气血不通、气滞血瘀，不能温煦四末，故成麻木。

特效用穴

双凤穴（点刺出血）；肾关穴、火菊穴；木斗穴、木留穴；五虎一穴；光明穴；通关穴、通山穴；灵骨穴；侧三里穴、侧下三里穴。

临床运用及说明

麻木的原因非常复杂，目前则以颈椎病而致的最为多见，针对麻木的处理，董氏奇穴有诸多的穴位可以调理，在处方用穴中也列举了较多的穴位，这些诸多穴位就是应对于不同的情况，临床应根据麻木的具体情况用穴。双凤穴其主治就以手脚疼痛麻木为主，自大椎骨以下第 2 与第 3 脊椎骨间，向左右各横开 1.5 寸之火凤穴起，每下 1 寸一穴，共 7 穴点。临床主要以点刺出血为用，每次出血 3~5mL 即可，每周 2 次，以患侧用穴，每次可每隔一穴点刺，双侧麻木双侧都用。主要用于血瘀而致的麻木。传统针灸刺血则以经外奇穴十宣穴为用，在麻木的手指十宣穴刺血。治疗手发麻是火菊穴的主要功效之一，具有很好的疗效，不仅可以治疗手指麻，对手臂麻木也非常有效，其穴在脾经，接近公孙穴，公孙通冲脉，脾主肌肉四肢，冲为血海，所以能治疗四肢麻木，笔者在临床中常配以肾关穴同用，肾关穴治疗两手麻木或疼痛均有特效，火菊穴与肾关穴合用可有显著的疗效，二穴有协同的功效，尤其对顽麻久痹更有显著疗效。五虎一穴治疗手指疾病是基本主治，用于一切的手指麻木疼痛，一般配五虎二穴；木斗穴、木留穴能调气血，不但对手指麻木有效，而且还可以治疗全身的麻木疾病；通关穴、通山穴作用于心，调整血液循环的作用甚好，用于血液循环障碍而致的麻木是对症治疗；灵骨穴具有很强的温阳补气作用，本穴对虚证麻木有殊效；光明穴与传统针灸的复溜穴相符，复溜穴为肾经母穴，依五行原理能生水润木，所以治疗四肢麻木有显著的疗效，临床配合肾关穴治疗更佳。

在传统针灸中笔者针对不同手指的麻木有针对性地处理，小指麻木常用后溪穴，无名指麻木常取用中渚穴，中指麻木常取内关穴，食指与拇指的麻木取用合谷穴，多个手指麻木取用外关穴治疗。

（三）腱鞘炎

腱鞘炎又称"扳机指""弹响指""腕劳"。腱鞘就是套在肌腱外面的双层套管样密闭的滑膜管，是保护肌腱的滑液鞘。它分两层包绕着肌腱，两层之间一空腔即滑液腔，内有腱鞘滑液。内层与肌腱紧密相贴，外层衬于腱纤维鞘里面，共同与骨面结合，具有固定、保护和润滑肌腱，使其免受摩擦或压迫的作用。肌腱长期反复过度摩擦，即可发生肌腱和腱鞘的损伤性炎症，引起充血、肿胀、增生而致腱鞘狭窄，压迫肌腱，手指屈伸受到限制，屈指或伸指因疼痛难忍而停留于半屈曲状态，不能伸屈，此时可出现扳机跳动感，且有弹响。

中医学认为本病乃劳损伤筋，筋脉受阻，使局部气血运行不畅所致。多见于家庭妇女、轻工业工人及反复使用手指劳作的人。

特效用穴

五虎一穴；肾关穴、四肢穴；曲陵穴。

临床运用及说明

五虎一穴从全息相应来看，对应于手指，治疗手指的麻木疼痛皆有效，常加配五虎二穴倒马运用加强疗效，重者两侧穴位都取，先针健侧，再针患侧；四肢穴在人皇穴上1寸，其穴在脾经上，脾主四肢，因此能治疗四肢疼痛麻木，四肢穴若与肾关穴倒马运用对四肢肩背疼痛麻木有俱佳的疗效；曲陵穴与传统针灸之尺泽穴完全相符，本穴是历代治疗筋骨病的要穴，正如歌赋所言"尺泽能医筋拘挛""尺泽能舒筋骨疼"，所以用之有效，本穴则取用患侧穴位运用。

传统针灸笔者常用阳陵泉穴或外关穴，阳陵泉为筋会，本病为筋之病，所以用之有效。外关穴是少阳经之络穴，又是八脉交会穴之一，不但可以沟通表里阴阳两经，而且可通过阳维脉联络全身诸阳经。早在《针灸大成·手少阳经主治》中记载：外关穴"主耳聋，浑浑焞焞无闻，五指尽痛，不能握物"。笔者在传统针灸中也常配合阿是穴点火针或浮针治疗，更具有速效，若与董氏奇穴合用多能立竿见影。

（四）手腕痛

手腕痛是临床常见的病症，多是因跌仆损伤或因慢性劳损而致，可见于西医中的腕关节扭挫伤、腕管综合征、桡骨茎突狭窄性腱鞘炎、腕部尺神经管综合征等疾病。中医学认为本病的发生多为筋脉关节受损或劳伤筋膜，风寒入络，气血壅滞不畅，血不荣筋，筋骨失养而致。目前尚无很有效的方法，针灸对此可以简单而快速地解决。

特效用穴

水愈穴（点刺出血）；四肢穴、肾关穴或人皇穴；侧三里穴、侧下三里穴；足三重穴；水曲穴；上白穴；五虎一穴。

临床运用及说明

手腕痛一般处理仍然很难达到满意的疗效，针灸处理则具有独特的优势，董氏奇穴有诸多穴位能够对应处理。董师所著的《董氏正经奇穴学》中有水愈穴可以治疗，在主治中明确提出用于治疗手腕手背痛，以刺血为用，并以患侧用穴，其记载中言"扎出黑血者治疗手腕手背痛"，这说明水愈穴主要用于因瘀滞所致的疾病为主，可以再配用足三重穴毫针针刺，足三重穴重在活血化瘀，尤其是对跌仆损伤肿胀的患者。四肢穴在脾经经脉上，脾主肌肉四肢，其穴对应于手腕部，所以可以治疗手腕痛，常配人皇穴或肾关穴为倒马针加强疗效。水曲穴主要针对手腕无力而用，上白穴与五虎一穴用于桡侧部位及阳明部位疼痛的患者，根据不同的疼痛部位对症用穴。侧三里穴、侧下三里穴用于整个手腕及小臂等部位的疼痛、麻木、酸胀，是小臂部位疾病的常用特效穴。

笔者在传统针灸用穴主要以足部对应取穴的方法为用，如痛点在养老穴附近，就取用对侧的申脉穴，以此类推，一般再均配用筋会阳陵泉穴，这种治疗思路也收到非常好的治疗效果，仍然有取穴少、疗效高的优势。对于顽固的患者，笔者也常配用痛点火针或浮针治疗。

（五）前臂痛（下臂痛）

前臂痛是指自腕关节至肘关节部位发生的疼痛，也即下臂痛，其病因多为扭拉挫伤了经脉，血溢经外，导致这一部位瘀血阻滞，或劳损伤筋而致。针灸治疗有比较好的疗效，尤其是董氏奇穴针灸更有优势。

特效用穴

双河穴（点刺出血）；火串穴；人宗穴；花骨二穴；四肢穴；侧三里穴、侧下三里穴。

临床运用及说明

董师治疗前臂痛有诸多穴位选择，首先是刺血的运用，刺血运用是选在后背部，这是董师治病的特色，泻络远针，以腰臀部刺血治疗上肢病，以背部刺血治疗下肢病。刺血治疗用的是双河穴，本穴组自第 14 椎旁开 3 寸起，每下一椎旁开 3 寸各 1 穴，计 6 穴，两侧合计 12 穴。刺血时以华巢穴为主，然后分别在华巢穴的上下各一穴点刺即可，以出黑血有效，出红血无效。火串穴与人士穴治疗前臂痛是各穴的基本主治，尤其是火串穴，有比较好的疗效，均为健侧用穴。花骨二穴治疗前臂痛也是本穴的基本主治，能治疗手指无力及手臂痛，但本穴在足底针刺不便，加之角质层较厚，针刺非常敏感，一般较少用，但在足底的花骨穴组治疗某些疾病在束手无策时用之往往有意想不到的效果，这几个穴组笔者在不同的疾病中均运用过，对顽固性患者可以合理对症运用。笔者治疗前臂痛用之最多的则是侧三里穴与侧下三里穴，二穴处于小腿部，根据手足顺对的原理，小腿与小臂相应，也正如小腿痛可以取小臂部的火腑海穴或手五金穴、手千金穴来治疗一个道理。侧三里与侧下三里二穴在胆胃之间，具有疏调阳明之气血和治风痰之病的作用，对手腕部及前臂痛有广泛的作用，上下取穴。笔者在传统针灸治疗本病主要是以循经取穴或是同名经原理用穴。

（六）肘劳（网球肘）

肘劳是以肘部疼痛为主症的病症，属于中医学中的"伤筋""痹证"范畴，一般起病缓慢，常反复发作，多见于从事旋转前臂和屈伸肘关节的劳动者，如木工、钳工、水电工、矿工及网球运动员等。本病的病因主要为慢性劳损，前臂在反复地做拧、拉、旋转等动作时，可使肘部的筋脉慢性损伤，迁延日久，气血阻滞，脉络不通，不通则痛。本病病位主要在肘部手三阳经筋，故手三阳经筋受损是本病的主要病机。

西医学中根据病变部位又可分为肱骨外上髁炎（俗称网球肘）、肱骨内上髁炎（高尔夫球肘）和尺骨鹰嘴炎。无论外上髁炎还是内上髁炎在日常生活中均十分常见，尤其是外上髁炎（网球肘）更为多见，一般方法治疗尚缺乏有效手段，西医主要以封闭治疗为主，针灸治疗具有十分确实的效果，若正确治疗，多数一般 1~3 次可治愈。

特效用穴

灵骨穴（患侧）；四花中穴；火腑海穴；中九里穴；侧三里穴、侧下三里穴。

临床运用及说明

肱骨外上髁炎病变主要在手阳明经脉上，灵骨穴所在于阳明经脉上，并处于第1、2掌骨间，紧贴骨缘，有以骨治骨的作用，所以本穴治疗网球肘具有特效，临床主要以患侧的穴位用之，也可以两侧的灵骨穴同用，形成牵引针。也常以对侧的火腑海穴或四花中穴牵引针配用，以健侧的火腑海穴为治疗针或者以健侧的四花中穴为治疗针，加患侧的灵骨穴牵引，具有非常确实的功效，一般3~5次能够痊愈。如所治一男性厨师患者，左侧网球肘已有3月余，取对侧的四花中穴和健侧的火腑海穴为治疗针，再取患侧的灵骨穴为牵引针，针后20分钟即感疼痛缓解，共治疗3次症状消失。笔者在临床曾治疗过多例相关患者，均取效理想，尤其疼痛严重者作用更快。

笔者在传统针灸治疗本病常以特殊针法为用，主要以痛点火针配合浮针运用，一般能在3次之内可愈，笔者曾以本法治疗数例患者，取效更加满意。传统远端取穴主要根据关节等高对应（左曲池部位痛，取右侧曲池穴，右侧痛取左侧）和关节上下对应（右曲池痛取左侧犊鼻穴，左侧痛取右侧犊鼻穴）取穴，或加配筋会阳陵泉穴为用。当前笔者在临床治疗时，常取其董氏奇穴与传统针灸之各自优势结合运用，一般是取用健侧曲池穴与手三里穴倒马针为用，患侧取用灵骨穴牵引针，一般一次可见显著疗效，多数3次左右可愈。根据以骨治骨的原理，针刺曲池穴时要紧贴肱骨的边缘进针，这样可以明显地提高治疗效果，杨维杰医师将此取名为曲后穴。当肱骨内上髁炎时（高尔夫球肘），方法相同，左内侧痛，取等高右内侧部位的穴位，上下对应中取对侧的内膝眼穴用之。内上髁炎的时候董氏奇穴中常以健侧的心门穴或侧三里穴、侧下三里穴用之。

（七）上臂痛（大臂痛或肩臂痛）

上臂痛是指自肘关节至肩关节部位发生的疼痛，其病因多为劳损伤筋，筋脉不通，气血痹阻，或跌打损伤了经脉，血溢经外，导致这一部位瘀血阻滞而致。这一部位的疼痛也较为常见，一般治疗也往往乏效，传统针灸多是以局部取穴为用，治疗效果多不理想，董氏针灸而是以远端用穴为主，则有着显著的疗效。

特效用穴

水愈穴（点刺出血）；四花中穴、四花外穴（点刺出血）；中九里穴、七里穴；玉火穴；肩中穴、上曲穴；肾关穴；人士穴、天士穴；侧三里穴、侧下三里穴；外三关穴。

临床运用及说明

水愈穴、四花中穴及四花外穴所用方法是刺血，主要用于疼痛日久的患者，水愈穴刺血治疗臂痛是本穴的基本主治，左臂痛点刺左水愈穴，右侧痛用右侧，这是患处用穴。笔者凡见因瘀血或疼痛日久者，常在此两处选用一穴点刺血，然后再取用毫针治之；中九里穴与七里穴治疗上臂痛则是对应取穴的原理，上臂对大腿的手足顺对法，这是董氏奇穴取穴的重要理念之一，笔者在治疗上臂痛中就以二穴最为常用；玉火穴与上曲穴用于上臂痛是主治功效之一，二穴在董师原著中治疗上臂痛是基本功效。玉火穴在头面部，笔者也曾用本穴治疗过上臂痛的患者，确具奇效，有董氏传人还用本穴治疗肩胛部位及斜方肌疼痛取得了显著疗效。笔者较少用上曲穴治疗本病，而主要以这一部位的肩中穴为主，可将上曲穴作为肩中穴倒马针运用，二穴对肩痛、臂痛、肩臂痛均有较好的疗效，尤其肩中穴治疗上臂痛具有重要的功效，当肩连及臂痛笔者首先想到的就是肩中穴；人士穴治疗肩臂痛，天士穴治疗臂痛，二穴处在阴面上，根据对应原理，笔者主要用于肩臂内侧痛，但笔者在临床中用之较少；单纯外侧的臂痛时，笔者常根据手足逆对的原理，小腿对大臂，以外三关穴用之，当肩臂疼痛伴抬举受限时有较好的作用，所以当出现上臂痛影响抬举时笔者首选外三关穴；侧三里穴与侧下三里穴治疗上臂痛与外三关穴原理相同，均是手足逆对的运用，本穴可用于整个上臂痛，无论内外上臂痛都有效；还有肾关穴对此运用，也是基于这一原理，杨维杰医师言本穴治疗臂痛有特殊疗效，并谓之主穴，这应当是以肩痛为主牵及臂痛时的运用，若是臂痛为主牵及肩痛时，或单纯臂痛时效果就不佳了。笔者在传统针灸取穴中还是以循经取穴和同名经取穴为常用，常再加配筋会阳陵泉穴运用。

二、下肢部病症

（一）足趾痛

足趾痛的发生在临床中也经常见到，可见于足趾关节跌打损伤、挤压、慢性劳损以及各种关节炎（如类风湿、痛风、增生）等，皆会导致某个趾关节的疼痛。由此可见，既有单纯的足趾问题所致，又有比较复杂的全身疾病而致，如类风湿性关节炎、痛风等，所以对某些患者来说处理还比较棘手，还需要综合处理。

特效用穴

双凤穴（点刺出血）；五虎二穴、五虎三穴；肾关穴、四肢穴。

临床运用及说明

对足趾疼痛治疗，目前尚无很特效的方法，一般治疗比较棘手，针灸方面就是一种有效的可靠方法，在董氏奇穴中主要以五虎穴中的五虎三穴为用，五虎穴之五穴分别有针对性的处理，五虎一穴治疗手指的问题，五虎三穴治疗足趾的问题，五虎二穴可分别加强五虎一穴和五虎二穴的效果，五虎四穴治疗足背的问题，五虎五穴治疗足踝或足跟的问题。足趾痛就用五虎三穴，为加强其疗效，常配五虎二穴，健侧用穴。对于关节炎所致的足趾痛常先点刺放血，放血可选择双凤穴，也可以在患处，双凤穴针刺对四肢疼痛麻木具有疗效，取用患侧穴位，两侧痛双侧均取，出血不要求太多，运用时一般隔穴点刺即可，毫针常用肾关穴与四肢穴，四肢穴很少单独用针，常配人皇穴、地皇穴或肾关穴倒马运用，肾关穴对四肢痛、关节痛有很好的作用，所以肾关穴常与四肢穴同用治疗关节炎而致的四肢疼痛麻木，疗效甚佳。因为关节炎是严重的疾病，所以也同时加配五虎三穴。人宗穴也有治疗手脚痛的作用，当足趾牵及足背或足掌部疼痛时可以用本穴。从经络学理论来看，足趾痛为经筋病，根据经筋病的理论，笔者在传统针灸治疗时常以火针为用，治疗效果极佳，多数患者火针处理即可见效，也常在疼痛的患趾末端刺血。

（二）足趾麻

足趾麻在临床中也是很常见的一个症状，现代医学往往不能明确病症发生的病因，故而给治疗带来了麻烦，所以在现代医学中便不能选择有效的方法处理，针灸在这一方面具有比较好的优势，可作为首选的方法之一，董氏奇穴有诸多的穴位可以对症处理。

特效用穴

双凤穴（点刺出血）；五虎二穴、五虎三穴；肾关穴；灵骨穴；三叉三穴。

临床运用及说明

足趾麻木点刺放血疗效较好，首先常用的就是双凤穴，运用的方法和足趾痛一样，笔者也常在患趾尖端刺血运用，疗效也非常好，临床运用时常和双凤穴交替点刺。在毫针治疗中以五虎三穴和灵骨穴最为常用，五虎三穴在用时常以五虎二穴倒马，笔者在临床上也常用灵骨穴，效果也非常好。如笔者曾治其一名学生的母亲左足趾第1、2、3趾麻木数月，以足大趾和第2趾为明显，先于三趾尖端刺血后，又针刺右侧灵骨穴配五虎二穴、五虎三穴，并以活动患趾，数分钟即感有所缓解，治疗5次症状基本消失。肾关穴对足趾麻也有效，常加用倒马针，以人皇穴倒马为常用。

（三）足跟痛

足跟痛是指跟骨下面、后面的疼痛性症状，包括跟痛和跟下痛，为现代临床常见疾病，也是针灸优势病种。足跟痛可见于现代医学中的诸多疾病中，主要包括跟后滑囊炎、跟腱止点撕裂伤、跟腱筋膜炎、跟骨下滑囊炎、跟骨脂肪垫炎及跗骨融合等疾病。因此说跟痛不是单独一种疾病，是由各种足跟疾病所引起的一种症状，这是由跟骨本身及其周围软组织疾患所产生的。目前足跟痛的主要原因以足跟骨质增生引起的跖筋膜炎为多见，以中老年为多发，起病缓慢，足跟下有针刺样疼痛，向前放射，尤其清晨或久坐后不敢行走，活动片刻会缓解，但走路多疼痛又会加重。单纯的跟骨骨刺一般不会有足跟痛，当引起跖筋膜炎无菌性炎症时才会出现疼痛，所以严格地说应是跖筋膜炎。

在中医学中属于痹证范畴，中医学认为因足跟位于人体底部，赖气血的周流不息而不断得到温煦与濡养，如劳累过度、外伤、劳损，导致筋骨气血失和，或外感风寒湿邪，足跟部气血循环不畅，气血阻滞，不通则痛；或肝肾亏虚，无以充骨生髓，筋脉失养，导致本病。

特效用穴

灵骨穴；火全穴；五虎五穴；后会穴；肺心穴。

临床运用及说明

火全穴治疗足跟痛是本穴的基本主治，在董师所著的《董氏针灸正经奇穴》中仅列出了本穴能主治足跟痛，这说明本穴在这一方面有确实的功效，因在大腿部，取穴不便，还有诸多的特效穴位运用，所以笔者在临床较少选择火全穴治疗。后会穴的运用是上下对应取穴，"下有病上取之"，这犹如传统针灸的百会穴的运用，百会穴也有这方面的治疗功效，就其对应来说，后会穴更符合，特别适于虚证患者。笔者在临床用灵骨穴治疗足跟痛特别多，传统针灸合谷穴也有这一治疗作用，灵骨穴要比合谷穴功效强大。五虎五穴的功效也不错，在前面已经讲解过，五虎五穴则有针对性的处理，临床运用时常配五虎四穴倒马针运用。小节穴也能治疗足跟痛。

在传统针灸中也有相关特效穴，临床已普遍运用的大陵穴，在治疗足跟痛中有确实的功效，故在临床有"足跟痛穴"之称。笔者在传统针灸用穴中以下关穴为最常用，效果非常理想，一般用之则有立竿见影的功效。常与董氏奇穴中的五虎五穴、灵骨穴同用，成为治疗足跟痛的特效用穴，一般5~7天可消除症状。

（四）脚痛

脚痛指的是脚掌痛、足背痛，发生的原因主要是跌打损伤以及下肢的神经、血管病变而致，常伴有脚部的麻木及行走困难，这在临床中也较常见，但一般方法尚难处理，针灸调理来说比较有优势，尤其董氏奇穴用穴方面更是具有特效的方法，可有诸多穴位能够应对选用。

特效用穴

手五金、手千金穴；人宗穴；腕顺一穴、腕顺二穴；中九里穴；火菊穴；五虎四穴；灵骨穴。

临床运用及说明

引起脚痛的原因很多，在治疗的时候应当明确伴随的症状以及疼痛的性质，针对性地用穴。脚痛则是手五金穴、手千金穴的基本主治，二穴对下肢疾病有着广泛的作用，是下肢疾病的特效穴，可用于脚痛、脚麻、小腿发胀以及少阳经循行的坐骨神经痛等。董师强调二穴同用，并单手取穴的运用原则。笔者用二穴处理过多例实证的少阳经脉坐骨神经痛，其效非常满意，尤其伴有下肢麻胀感明显的患者疗效为佳；灵骨穴主要用于下脚麻痛伴整个下肢症状表现突出的患者，但针对虚证，人宗穴和火菊穴治疗脚痛皆是本穴的主治功能之一，人宗穴还能用于面黄及脾肿大疾病，这些所用应是脾脏的功能，人宗穴所处的位置在手太阴经，根据同名经同气相求的原理故可治疗。火菊穴近于脾经公孙穴，则是本经的运用，所以二穴均是从脾经原理发挥运用，脾主四肢肌肉也。火菊穴笔者多用于手掌麻痛，较少用于本病的治疗；腕顺一穴主要治疗脚掌部位痛，这是根据手掌部对应足掌部原理，临床常腕顺一穴、腕顺二穴倒马并用，笔者在临床常常取用，其效卓著；五虎四穴治疗脚背痛，常和五虎三穴或五虎五穴倒马，五虎三穴与五虎四穴用于足趾疼痛合并足背疼痛者，五虎四穴和五虎五穴用于足背合并足跟痛的患者。以上穴位各有所用，临证根据患者的具体表现，对症选穴，针对性地处理。

（五）踝关节扭伤

踝关节扭伤是各种关节扭伤中最常见的一种损伤，包括踝关节部位韧带、肌腱、关节囊等，除骨折、脱位以外的所有软组织损伤。任何年龄均可发生，但以青壮年为多见，多因行走或跑跳时突然踏在不平的地面上，或上下楼梯、走高低不平的路不慎失足，或剧烈运动中不慎跌倒等，足的过度内外翻而产生踝部扭伤，临床中以足内翻位扭伤为多见，伤后在扭伤部位可见肿胀疼痛，伤处肌肤青紫，关节有不同程度的功能障碍。

扭伤后早期正确的处理很关键，伤后要避免再度损伤，减少损伤部位的活动，要适当休息 1~2 周。损伤后立即选择冷敷，减轻出血及肿胀，切忌热敷，24 小时以后再适当热敷。这样可以有效缩短治疗时间，并能有效避免后遗症的发生。通过长期临床对比分析，针灸是踝关节损伤极有效的手段，具有疗效高、作用快、无副作用，并能达到有效治疗的一种首选绿色疗法。

特效用穴

上白穴；下白穴；五虎五穴；驷马穴；小节穴。

临床运用及说明

上白穴与下白穴均是董师临床时治疗踝痛所用的穴位，二穴主要用于外踝的扭伤，上白穴运用时根据所伤及的部位加用相应的倒马针，若损伤在外踝胆经部位时可配五虎四穴，若外踝整个部位疼痛可配二间穴。下白穴常加配中白穴为倒马针治疗外踝痛，尤其是少阳经部位的疼痛；五虎五穴对踝关节扭伤也较有效，常配五虎四穴倒马运用；小节穴在踝关节疾病运用中具有特效作用，不论内外踝所伤皆效，杨维杰医师曾对此还有专篇文章论述，胡文智医师将本穴称之为踝灵穴，言之因治疗踝关节疼痛特别灵验，称之为踝灵穴。早在之前也有人报道这一部位有奇穴能治疗踝关节扭伤，也曾名为踝灵穴。笔者在临床用小节穴也治疗过多例踝关节的扭伤，确实具有很好的疗效，对于轻中度患者有立竿见影的作用，但是笔者在治疗急性踝关节损伤时首先于患处刺血，再选穴毫针治疗。笔者在治疗所有的跌打损伤时，一般先是首选刺血，这样治疗有事半功倍之效。早在《肘后歌》中言："跌仆损伤破伤风，先于痛处下针攻。"这是古人长期临床实践经验的总结，因此凡见损伤，无论选择董氏针灸还是传统针灸，治疗必先刺血，之后再辨经取穴，往往则能有立竿见影之效。许多患者，仅局部刺血之后即可获得显著的疗效，血出疼痛即可缓解。对于踝关节扭伤，笔者在传统针灸中也常常运用，传统针灸取穴一般则是根据对应取穴原理选穴，如损伤在外踝足太阳经脉上，常选用养老穴治疗，若损伤部位在足少阳经脉上，常取用阳池穴治疗等，以此类推。另外根据内外踝整体部位用穴，外踝的损伤不管在任何经脉，皆可取用外关穴；内踝的损伤不管在任何经脉，皆可取用内关穴。轻中度踝关节扭伤一般经3~5次的治疗后就基本治愈，如笔者曾治疗过的一名女性学员，因下楼梯时不慎扭伤右脚的外侧，立致整个外踝肿胀，并出现瘀紫，于第2日就诊，检查不敢立地，难以行走，疼痛以太阳经处最为明显，先于肿胀明显部位刺血拔罐，拔出紫黑瘀血有20mL之多，立感患处轻松，又针刺对侧的小节穴，并在对侧养老穴上针刺一针，并嘱患者用动气针法活动患处，由不敢落地到能够慢慢行走，一次针完后症状缓解一半以上，并能够比较轻松地行走，治疗3次症状基本消失，如这样的患者，笔者曾治疗过几十例，均取得了显著的疗效。

（六）腿抽筋

腿抽筋俗称为"转腿肚子""小腿抽筋"，中医叫"转筋"，西医学中称为

"腓肠肌痉挛"。患者常在睡眠中突然发作，表现为小腿肌肉抽掣拘挛、扭转急痛，必须用力伸足，甚至下床活动才能缓解。中医认为本病的发生多因气血不足、寒湿侵袭或局部肌肉过劳所致。针灸治疗本病简单而有实效，当是首选的方法。

特效用穴

博球穴；正筋穴；次白穴。

临床运用及说明

博球穴是本病的基本主治之一，在董师所著的《董氏正经奇穴学》中只有本穴有这一功效。本穴在运用中既具有可靠的理论性，在实践中又具有可靠的实效性。本穴从所处的位置来看，处于膀胱经上，并近于十四经的承山穴，承山穴就是历代治疗本病的特效穴，笔者也一直在临床运用承山穴这一作用，具有特效性。传统针灸的承山穴治疗本病在历代针灸经典中皆有相关记载。《通玄指要赋》曰："筋转而痛，泻承山而在早。"《胜玉歌》载："两股转筋承山刺。"《杂病穴法歌》云："脚若转筋眼发花，然谷承山法自古。"《灵光赋》言："承山转筋并久痔。"《席弘赋》记述："转筋目眩针鱼腹，承山昆仑立便消。"这一系列相关记载，说明了本穴是治疗腓肠肌痉挛的有效穴位。为什么承山穴治疗本病有如此好的疗效呢？这有 3 个方面的主要因素决定了本穴的良好作用功效。一是根据经络所行之理，《灵枢·经脉第十》载："足太阳之脉……贯踹内……是动则病……踹如裂……是主筋所生病者……踹痛。"踹就是小腿肚，所以此处的疼痛转筋就是足太阳经之病候。《灵枢·经筋第十三》言："足太阳之筋……结于腘，其别者，结于踹外……其病……腘挛……"腘挛，指的就是本病，这说明足太阳经筋病候也能治疗，根据经筋病的治疗原则"以痛为输"，所以选择这一部位的穴位治疗就是对症的了。从中可知，无论经脉、经筋皆行于此，这是作用原理之一；其二由病性所决定，腓肠肌痉挛为筋之病，足太阳膀胱经主筋所生病；其三根据经筋之理，承山穴处于腓肠肌两肌腹之间，所以由这 3 个方面的原理，用之便有很好的功效了。博球穴的运用原理与承山穴的作用原理相同，所以二穴均有很好的功效，对较为严重的患者，笔者在临床也经常二穴倒马运用。

《灵枢·终始第九》说："在筋守筋。"《素问·调经论篇》说："病在筋，调之筋。"这就符合用正筋穴的治疗原则，因此用正筋穴也就极为特效了，为了加强疗效，常与正宗穴倒马运用。

（七）小腿痛（包括酸痛、胀痛及无力）

引起小腿痛的原因比较复杂，如外伤、血管神经病变、肌肉劳损等都会导致小腿的疼痛，其疼痛因疾病不同可表现为不同性质的疼痛，如静脉炎、肌肉劳损可引起酸痛，静脉曲张、外伤则能引起胀痛，不宁腿综合征呈重痛，神经系统病变而致的疼痛可呈刺痛或跳痛等，可见有多种疾病会导致小腿疼痛的发生，在临床治疗时应当根据疼痛的特点不同明确病变性质，然后选择适宜穴位。针灸治疗小腿疼痛是行之有效的方法，尤其董氏奇穴针灸具有精穴疏针的特点。

特效用穴

精枝穴（点刺出血）；肩中穴；手五金穴、手千金穴；肺心穴；次白穴；天宗穴；火腑海穴。

临床运用及说明

以上所设穴位均是董师在《董氏针灸正经奇穴》一书中所列出能治疗小腿疼痛的穴位，董师治疗小腿疾病用穴均设在了上肢，这由此明确了董师临床治疗的思维，注重"远端用穴，下病上取，上病下取"的取穴思想，主要以对应取穴的理念用穴，这是值得我们时下针灸人所应该思考和反省的问题。时下针灸多注重局部用穴，使得针灸治疗局限，疗效降低，用穴多，从董氏奇穴用穴理念及原则上感受到了董氏针灸用穴的治病思想。笔者在临床深受这一启发，在治疗小腿疼痛疾病时，常在上肢对应部位寻找压痛点用穴，是笔者在临床常用的一个方法，达到了很好的治疗效果，避免了传统单纯局部用穴的方法。

精枝穴是后背部位穴位，董师所设二穴主要用于小腿疼痛及发胀的治疗，由两个穴点组成，仅在二穴点刺出血即可发挥疗效，有血出立效的作用。尤其对久病及顽固性疾病用之有特效，笔者在临床治疗小腿疾病中经常用之，见证了其疗效性。肩中穴主要用于下肢无力问题；天宗穴主要解决血管病变而致的小腿痛问题；肺心穴用于小腿的胀痛；火腑海穴主要用于小腿酸痛；手五金穴、手千金穴主要用于神经痛而致的小腿痛问题，如坐骨神经痛及麻木等，每穴各有所用。除了这些穴位有很好的治疗效果外，也还有诸多的相关穴位运用，如肩中穴配云白穴治疗小腿无力及胀痛可有佳效；上曲穴、李白穴治疗小腿胀痛也具佳效。这些穴位也皆是董师临床治疗小腿疾病的用穴，在临床治疗时应当灵活选用。笔者在用穴时就采用这种针对性的选择，虽然有很多穴位可选，每穴各有所用，但并不是几穴一起用，这样针对性地处理，具有用穴少、疗效高，以达各穴尽其用，发挥好各穴的作用。

（八）膝痛

膝关节是人体最大、结构最为复杂的关节。本关节是由股骨髁、胫骨平台和髌骨组成，并有半月板、膝交叉韧带以及关节周围的韧带和肌肉的辅助稳定结构，因其复杂的结构，所以容易发生病变。

膝关节是人体中重要的关节，人之运动离不开膝关节的参与，又因其结构复杂，故极易受到外伤及各种外邪的侵袭，成为临床中的常见病、多发病。膝痛仅是膝部疾病的一种症状表现，其发生可有多种原因所致，可见于膝关节骨性关节炎、膝关节创伤性滑膜炎、半月板的损伤、膝部滑囊炎、膝关节侧副韧带损伤、胫骨内髁炎、髌下脂肪垫劳损、髌骨软化症、胫骨结节骨骺炎、腘窝囊肿、滑膜皱襞综合征等疾病。这些疾病均可导致膝关节不同程度的疼痛表现，均属于中医学"膝痹"范畴。中医认为膝痛的发生常与跌仆扭伤、慢性劳损、风寒湿邪侵袭以及年老肝肾亏虚导致膝部气血瘀滞，筋骨失养而致。

通过长期临床实践来看，针灸对膝痛的治疗有着非常好的作用，是针灸治疗优势病种之一，也是目前治疗膝关节疼痛的首选方法，各种膝痛病症均可参阅这一章节的治疗。

特效用穴

三金穴（点刺出血）；肩中穴；心膝穴或胆穴；心门穴；木火穴；通关穴、通天穴。

临床运用及说明

董师在《董氏针灸正经奇穴》一书中所列的治疗膝痛穴位较多，这在董氏奇穴中治疗某一部位痛证来说是用穴较多的了。董师在主治项中明确说明能治疗膝痛的穴位有大间穴、小间穴、中间穴、火膝穴、心膝穴、重仙穴、肩中穴、火耳穴、玉火穴、三金穴，说明这些穴位均可用于膝痛的治疗。如何选穴是关键，明确各穴的特效作用，临证时合理选择，才能达到有效的治疗，这是用穴的关键点，不是见到膝痛时就将这些穴位随便堆砌运用，否则用穴再多也难以发挥疗效，一定要辨证辨病用穴。

首先本病刺血治疗非常关键，这是笔者在临床治疗膝痛时一般要运用的手段之一，若是见到久年慢性膝痛就在背部的三金穴选择刺血，这是极有效的方法，其实在背部用穴治疗膝痛由来已久，早在《内经》中就有记述，《素问·骨空论篇》记载："膝痛不可屈伸，治其背内。"三金穴即恰在背内，可以说背部用穴治疗膝痛是非常符合古意的。若是膝关节感觉发紧僵硬，此时多在委中穴刺血，急性疼痛时常在阿是穴点刺出血，这样对症用穴刺血，可有血出立效之功。对于顽固性疼痛，或疼痛部位非常局限的患者，除了以上刺血外，笔者也常在阿是穴加用火针治疗，往往能立起沉疴，久年膝痛可迎刃而解，笔者临床曾治疗数例顽固性膝痛的患者，均达到了满意的临床疗效。

木火穴、通天穴、火膝穴主要用于膝盖冷痛的治疗；心门穴、四花中穴、胆穴主要用于骨性关节炎的治疗；重仙穴、驷马穴主要用于膝关节软组织的损伤；肩中穴、心膝穴主要用于膝关节无力或伴有关节之外的疼痛。每穴各有所用，根据疾病选择适宜的穴位。笔者在临床治疗膝痛以三金穴、胆穴、肩中穴与心门穴用之最多，一般先在三金穴刺血之后再用毫针治疗，胆穴常与心膝穴交替用穴治疗退行性病变；肩中穴用于膝腿无力或伴有下肢其他部位的疼痛；心门穴主要用于膝关节增生或膝盖内侧的疼痛；通关穴、通天穴、火膝穴、木火穴主要用于膝盖冷痛的治疗。

笔者在传统针灸治疗用穴主要以肘膝对应用之最多，在对侧的肘关节附近找对应的压痛点针刺，在膝关节内侧疼痛时多在尺泽穴周围找压痛反应点，在膝关节外侧痛时多在曲池穴周围找压痛反应点。尺泽与曲池二穴在传统针灸中治疗膝痛也用之最多，是历代所用的穴位，临床有"鹤膝肿劳难移步，尺泽能舒筋骨疼，更有一穴曲池妙，根寻源流可调停"的临床记载。

（九）大腿痛

引起大腿痛的原因较多，跌打损伤、劳损、髋关节的病变、腰椎关节及神经血管的病变均会导致大腿产生疼痛，在临床中以髋部筋骨病变而致的疾病最多见，可见于西医中多种疾病，如股骨大转子滑囊炎、坐骨结节滑囊炎、髂腰肌滑囊炎、股骨头骨骺炎、梨状肌综合征、臀上皮神经疼痛综合征等。中医认为这类疾病则是因为感受风寒湿邪，或跌打损伤，劳伤筋骨，导致瘀血凝结，气血阻滞，不通或不荣而痛。一般方法难以有效处理，传统针灸多以辨经取穴，但治效较缓慢，董氏奇穴则有较好的治疗效果。

特效用穴

金林穴（点刺出血）；背面穴（点刺出血）；肩中穴；中九里穴、七里穴；心门穴；三叉三穴。

临床运用及说明

点刺放血是董氏奇穴治病的一大特色，许多疾病刺血治疗极为重要，膝痛用三金穴点刺放血，小腿痛用精枝穴刺血，大腿痛用金林穴刺血，并对坐骨神经痛也有特效。另外，背面穴刺血治疗大腿酸痛也极具特效，临床治疗大腿酸痛或大腿抬举无力时先在背面穴刺血，然后再针刺肩中穴或三叉三穴具有特效。肩中穴与三叉三穴对大腿痛有极为确实的疗效，是笔者治疗大腿痛最常用的穴位。大腿外侧痛时取用中九里穴，常配用七里穴倒马运用；大腿内侧痛时，尤其腹股沟部位疼痛时常取用心门穴运用。临床根据病性与病位点结合的方法确定用穴。

（十）腿麻

腿麻是包括小腿及大腿的麻木，导致的原因众多，从西医学理论看大多是因神经血管的问题而致，而中医认为本病的发生与感受寒邪、跌仆闪挫有关。一般来说，酸麻多为虚证，疼痛伴麻木多为实证，目前尚无有效的方法，针灸处理疗效较佳，也是针灸优势病种之一。

特效用穴

双凤穴（点刺出血）；灵骨穴、大白穴；手五金穴、手千金穴；肩中穴；驷马穴。

临床运用及说明

双凤穴对四肢疾病范围广泛，无论上下肢麻或痛皆有效，由左右十四个穴组成，均命名为火，火应于心，所以有调整血液循环的作用，无论麻或痛，凡因血液循环障碍而致的均有疗效。临床以患侧为用，左麻点刺左侧穴位，右麻点刺右侧穴位，双侧有病双侧点刺出血，一般是隔穴点刺，交替用穴。笔者治疗时先在此处刺血，然后再毫针用穴。灵骨穴具有温阳补气的作用，理气补气及温阳的功效十分强大，因麻多为气血不足的虚证，再通过第二掌骨全息来看，灵骨穴正对下焦腰腿，所以灵骨穴对大腿麻木有较好的作用，尤其是肺气不足的虚证，常与大白穴倒马运用，是笔者在临床治疗大腿麻木最常用的穴位，临床具有特效作用；驷马穴组所处的位置应在足阳明胃经上，其处肌肉丰厚，调理气血作用较佳，对治疗下肢肌肉萎缩、麻木、扭伤疼痛均有特效，主要用于麻木伴有肌肉萎缩或下肢扭挫伤的患者，也是治疗下肢麻木的一组重要穴位；手五金、手千金两穴在少阳与太阳之间，其穴点在骨与筋之间，具有筋骨并治的作用，二穴组在手臂上，与下肢相对应，因此对治疗下肢麻木、疼痛具有特效作用，尤其适宜病在少阳经脉上的患者；肩中穴在上臂肌肉丰厚之处，以肉治肉，上应对下，所以治疗肌肉萎缩、下肢无力及麻木疼痛也具有很好的疗效。以上所用的这些穴位虽然治疗下肢麻木均有很好的疗效，但是各有不同的特点，临床要根据患者的具体病情选择适宜的穴位对症治疗。

（十一）坐骨神经痛

坐骨神经痛是西医之病名，是针灸临床极为常见的疾病综合征，因此单独论述，其症状包含了部分腰痛，臀部麻木疼痛，大腿痛、麻，小腿痛、麻，足部的痛、麻等表现，归属于中医中的坐臀风、腿股风、腰腿痛等病名中。

坐骨神经系由腰 4 至骶 3 神经干组成，是全身最大、最长的一条神经，它从梨状肌下孔出骨盆，至臀大肌深面，在坐骨结节和股骨大转子之间下行至大腿后面，沿途分支到大腿后侧肌群。沿坐骨神经通路及其分布区内的疼痛称为坐骨神经痛，是临床常见的一个综合征。引起坐骨神经痛的发病原因有很多，根据病因不同可分为原发性和继发性两大类，前者即坐骨神经炎，是由机体其他部位的感染累及坐骨神经而致，发病较少；后者是由坐骨神经的邻近组织病变影响而引起的，临床十分常见，这一类病变通常又分为根性坐骨神经痛和干性坐骨神经痛两种，临床以根性坐骨神经痛多见。根性坐骨神经痛的病位在椎管内脊神经根处，常继发于腰椎管的狭窄、腰椎间盘突出症、脊柱结核、脊柱炎等。干性坐骨神经痛的病变部位在椎管外沿坐骨神经分布区，常见于髋关节炎、骶髂关节炎、臀部损伤、盆腔肿物、梨状肌综合征等病。

本病治疗方法虽然甚多，但较为理想可靠的方法不多，其中针灸对本病有着满意的疗效，通过长期的临床来看，针灸可谓优势方法之一，是值得临床推广运用的优势方法。

特效用穴

金林穴（点刺出血）；委中穴瘀络（点刺出血）；灵骨穴、大白穴；上三黄穴；手五金穴、手千金穴；鼻翼穴；中白穴、下白穴；腕顺一穴、腕顺二穴；心门穴。

临床运用及说明

坐骨神经痛的刺血治疗是极为关键的方法，笔者在临床治疗中也常用，一般先刺血，再毫针刺。刺血所用最多的就是在背部金林穴或委中穴找瘀络点刺放血。金林穴在背部的第4、5、6胸椎外开6寸处，主要用于本病的治疗，经临床运用确有实效，三穴点刺血治疗，非常合乎"泻络远针，以上治下"。委中穴是治疗腰背腿痛之要穴，临床有"腰背委中求"之用，点刺时以委中穴周围瘀络用之。金林穴与委中穴可以交替用针，因为委中穴操作更为方便，治疗效果也极为确实，所以笔者在临床用委中穴更多。

灵骨、大白二穴可以说是董氏针灸的大穴、要穴之一，临床运用广泛，二穴有涵盖三焦之用，具有多方面的作用，治疗坐骨神经痛便是主要作用之一，凡是虚证坐骨神经痛，无论病在少阳经还是太阳经均可以治疗。在治疗时一定注意方法，在针刺时一定先针健侧的灵骨穴，然后再针刺健侧的大白穴，二穴针刺要深，灵骨穴针刺深度要达到2寸深、大白穴达到1~1.5寸深，疗效才能发挥，针刺得气后一定配合动气针法。最好再在患侧加用牵引针，牵引针一般选择病变经脉的输穴，如病在胆经就用患侧的足临泣穴为牵引针，病在膀胱经就用患侧的束骨穴为牵引针，两经均牵及时二经之输穴皆刺。当针刺得气后，将灵骨穴、大白穴和牵引针一同捻转行针，使两组穴能够相互牵引，这是一个用穴的基本操作过程。针刺留针时间要不低于30分钟，在留针期间应定时捻转行针2~3次，这样把这几个方面处理得当了，治疗效果才会好，否则疗效就难以发挥。

上三黄穴组治疗本病笔者在临床上也经常用之，但主要用于急性发作者，水肿症状明显的时候，本穴组有消除水肿的功效，因本穴组作用于肝，肝主筋，所以对本病有非常好的功效。有时常配鼻翼穴，鼻翼穴主要针对疼痛症状明显的患者，鼻翼穴更偏于治标的作用，但对臀部疼痛具有较好的疗效，臀部疼痛除了用鼻翼穴还有心门穴、灵骨穴。其次用手五金穴、手千金穴，二穴在手太阳与少阳之间，筋下骨前，贴筋贴骨，筋骨并治，筋应于肝，骨应于肾，所以治疗坐骨神经痛疗效非常好，与灵骨、大白二穴相比，二穴更偏于实证的治疗。笔者在临床治疗时还常根据病变经脉用方，若病在足少阳胆经常用董氏奇穴的中白穴、下白穴，或十四经穴中的支沟穴、外关穴，也可以用手五金穴、手千金穴；若病在足太阳经常用董氏奇穴中的腕顺一穴、腕顺二穴，也可以用心门穴，心门穴在小肠经上，也是同名经的运用，心门穴对臀部疼痛或腹股沟处疼痛具有特效作用，或用十四经穴中的后溪穴、腕骨穴，均为健侧取穴，同样再在患侧加用病变经脉之输穴为牵引针，这种用方主要用于病变为实证，病变经脉非常明确的时候。若诊断合理，组方正确，手法得当，不仅可有立竿见影之效，也有治本之功。

总之，坐骨神经痛治疗一般先在委中穴或金林穴点刺放血，然后再毫针刺，虚证患者主要是以深刺健侧的灵骨穴、大白穴为治疗针，再加患侧经脉的输穴为牵引针；太阳经实证坐骨神经痛可用健侧的腕顺一穴、腕顺二穴为治疗针，再加患侧的输穴束骨穴为牵引针；少阳经实证坐骨神经痛可用健侧的手五金穴、手千金穴为治疗针（也可以用外关穴、支沟穴），再加患侧的输穴足临泣穴为牵引针；急性期可加用上三黄；如果臀部疼痛可取用鼻翼穴或心门穴；腹股沟处疼痛可用心门穴或门金穴处理。

第四节　躯干部病症

一、胁肋痛

在这里所言的胁肋痛是指胸胁部体表的疼痛，从胸胁痛的类型上可分为体表性胁痛和内脏性胁痛两大类，这一章节所论述的就是体表性胁痛，体表性胁痛的疼痛部位表浅，定位明确，多为肋间神经、肌肉、软骨等病变所引起，主要因外感、内伤或外伤等因素，导致胁肋部经络气血阻滞不通所引起的一类病症。可见于西医学所言的肋间神经痛、带状疱疹后遗神经痛、肋软骨炎、胸部跌打损伤、运动急性胸肋痛等疾病。

胁肋部从经络学来看，归属于肝、胆经所主，因此由于各种内外因素导致了足厥阴、少阳经功能失调，经络气血不通而导致疼痛的发生。

特效用穴

四花外穴（点刺出血）；足三重穴（点刺出血）；火串穴；指驷马穴或足驷马穴；七虎穴。

胁肋部疼痛在临床甚为常见，常见于西医中的无菌性炎症和外伤而致，一般方法处理起来较为棘手，这类疾病会因呼吸、咳嗽、活动等造成不同程度的疼痛，这给患者造成了极大的痛苦与不便，针灸处理多有良效，笔者在临床曾治疗过多例相关患者，治疗效果极为满意，若处理及时得当，可有立竿见影之效。笔者一般首先选择刺血的运用，董氏奇穴刺血多选择在四花外穴周围找瘀络点刺放血，也可以在足三重穴找瘀络刺血，其二穴组所处的位置因近于足少阳，所以用之有效，在四花外穴组刺血也是董师常用的方法之一，笔者除了选择二穴组刺血外，有时也常在疼痛患处刺血，对疼痛非常局限、压痛非常明显的患者，仅在患处刺血就可以有效地解决，古代就有"跌打损伤破伤风，先于痛处下针攻"的运用经验，所以对于外伤而致的处理特别有效，最好可用皮肤针叩刺法。

毫针治疗本病笔者以火串穴最为常用，火串穴与十四经穴支沟穴相同，支沟穴为三焦经之经穴，三焦具有主持一身之气的作用，理气作用甚强，善调理经络气滞不通，对胁肋痛尤具特效，是历代所用的效穴，在《标幽赋》中有"胁痛肋痛针飞虎（古代支沟穴称飞虎）"，当代临床有"胁肋支沟取"之用。因此火串穴治疗胁肋部疼痛有特效。如笔者所治的一患者，女性，左胁肋部疼痛不适1周，活动及咳嗽均会引发疼痛，曾用膏药及活血化瘀中药治疗，未见效，来诊后即针刺本穴，得气后嘱患者用力深呼吸，并按摩其痛处，症状即可缓解。传统针灸除了支沟穴之外，还有阳陵泉穴也有特效，阳陵泉穴为足少阳经穴，胁肋部为肝胆经所行，经络所过主治所及，又阳陵泉穴为八会穴之筋会，故阳陵泉穴治疗胁肋痛具有特效，笔者在临床也常将支沟穴与阳陵泉穴合用，同名经同气相求，上下用穴具有很好的疏通作用，二穴化瘀通滞的作用极强，是治疗胁肋部痛的一组特效穴。对于疼痛面积较大的患者，以驷马穴为常用，指驷马穴取穴方便，足驷马穴功力强大，临床根据患者病情轻重取用。七虎穴是董师用于胁肋痛的穴位，胁肋痛功效并是本穴的主治作用，但笔者在临床较少用之，尚无临床经验，大家可以试用其效如何。

二、背痛（包含肩背痛、腰背痛）

背痛是以背部位置出现疼痛、肩背不适、麻痹、沉重感或酸痛为主的症状。

有单纯表现为背痛的患者，有牵及肩部的患者，表现为肩背痛，也有牵及腰部的患者，表现为腰背痛。这类患者无论牵及肩部还是腰部，肩关节与腰部关节运动都是正常的，仅有牵涉痛而已。

中医认为本病的发生是由气血不足，筋骨失养；跌仆闪挫，气血瘀滞；寒湿内侵，阻遏经脉所致。

特效用穴

指肾穴；重子穴、重仙穴；腕顺一穴、腕顺二穴；肾关穴；通背穴；中九里穴、七里穴；足驷马穴。

临床运用及说明

背痛也是临床很常见的症状，多是因慢性劳损而致，当今由于脑力劳动的增多，工作原因长期久坐劳损，或风寒湿邪导致，患者常感背部疲劳酸痛，针灸解决具有特效，尤其董氏奇穴针灸极具特效，董师在所著的《董氏针灸正经奇穴》一书中列举了许多治疗背痛的穴位，这说明当年董师也非常重视对本病的治疗。在书中所列举的穴位有指肾穴、重子穴、重仙穴、灵骨穴、中白穴、下白穴、腕顺一穴、腕顺二穴、人士穴、火散穴、通背穴、通胃穴、足驷马穴、中九里穴等。所有这些穴位在其主治中均有背痛的治疗功效，临床所用要根据每穴的特性以及背痛的性质选择适宜穴位。指肾穴、重子穴、重仙穴、腕顺一穴、腕顺二穴均在手上，取穴非常方便，但是针刺很敏感，各有利弊。指肾穴、腕顺一穴、腕顺二穴、火散穴、肾关穴、通背穴主要用于肾气亏虚而致的背痛，但又各有所用。若是背连及肩痛时以肾关穴最为有效；若是肾虚而致在膏肓部位的疼痛笔者常用指肾穴；若背牵及腰，常用腕顺一穴、腕顺二穴；重子穴、重仙穴单用一穴即能治疗背痛，董师临床运用中主张二穴同用，言之为背痛特效针，笔者主要用于背痛剧烈、症状明显的急性患者，尤其疼痛在膏肓部位者，是急性背痛的特效针；足驷马穴与通背穴、通肾穴均在大腿上，皆是治疗背痛的用针，通肾穴与通背穴仍以补肾气发挥作用，二穴倒马运用，效果良好，对慢性背痛非常有效；足驷马穴作用于肺，因此用于肺气不足而致的背痛，或胸及背痛，尤其背痛面积较大的患者可选取本穴，具有特效。

三、胸椎小关节紊乱

胸椎小关节紊乱又称为胸椎错缝、胸椎小关节滑膜嵌顿、胸椎小关节脱位、胸椎小关节错缝等，是指胸椎小关节在外力作用下发生解剖位置的改变，表现为关节囊滑膜嵌顿而形成不全脱位，且不能自行复位，导致疼痛和功能受限等症状。临床表现为颈肩背牵掣作痛，季肋部疼痛不适，胸闷，胸部压迫堵塞感，转侧不利，翻身受限，重者双上肢可伴疼痛，活动受限。

本病属于中医学的"骨错缝""筋出槽""胸痛""背痛"等范畴。

特效用穴

肺心穴；上三黄穴；腕顺一穴；正筋穴、正宗穴。

临床运用及说明

肺心穴在中指之中节，对应于脊椎，为中央之中央，与督脉相应，刺之通督脉之气，经脉通则痹痛解，所以能治疗胸椎部位的疾病，笔者在临床曾用本穴治疗数例胸椎小关节紊乱的患者，肺心穴确具有很好的效果；上三黄穴作用于肝，肝主筋，用上三黄穴具有舒筋活络、行气止痛的作用，由此改善了紊乱部位的胸椎小关节的韧带、肌肉，使之恢复力学平衡而使紊乱关节恢复正常；正筋穴的运用有两个方面的作用原理：一是本穴在筋上，以筋治筋，与上三黄穴一样达到舒筋而筋柔骨正的功效；二是本穴处在足太阳经脉上，可疏调足太阳经之气血，早在《素问·缪刺论》记载"邪客于足太阳之络，令人拘挛背急，引胁而痛"的症状，其症状与本病相吻合，说明病邪在足太阳，所以用正筋穴就有特效，临床常与正宗穴倒马运用。

笔者传统针灸中以阳陵泉穴和后溪穴最为常用，阳陵泉穴为八会穴之筋会，有舒筋柔筋之作用，后溪穴为手太阳小肠经之输穴，同名经同气相求，并是八脉交会穴之一，通于督脉，一穴可直接通调二经之气血，有效地改善了患处血液循环，缓解肌肉痉挛，促进软组织的功能恢复。

四、急性腰扭伤

急性腰扭伤俗称"闪腰岔气"，在古代又称为"梗腰"。本病的发生多因外力作用或腰部用力不协调，腰部肌肉、筋膜、韧带、椎间小关节、关节囊及椎间盘等软组织发生肌肉撕裂、筋膜破裂、肌疝等急性损伤，好发于下腰部位，以青壮年多见。若能及时正确治疗，则能迅速痊愈。若治疗不当或失治，则可使损伤加重而转变成慢性腰痛。属于中医"伤筋""腰痛"范畴。中医认为本病因活动不慎，腰部闪挫，使气滞血瘀，气血受阻，经脉瘀滞，经络失养，不通则痛。针灸治疗本病疗效确切，若能正确针刺，一次治疗多能见到显著疗效，甚至能使症状完全消失，因此针刺治疗是急性腰扭伤的首选方法，为针灸优势病种之一。

特效用穴

委中穴（点刺出血）；二角明穴；马金水穴；水通穴、水金穴；腕顺一穴、腕顺二穴。

临床运用及说明

急性腰扭伤的针灸治疗首先是刺血，因为这是气血瘀滞所造成的，"菀陈则除之"，祛除瘀血是关键，笔者在临床刺血最常用的穴位则是委中穴，"腰背委中求"就是所指，临床极具特效，有些患者仅点刺放血就可迅速将急性腰扭伤治愈，多数患者血出而立效，因此临床治疗时一定注重刺血的运用。董师在《董氏针灸正经奇穴》中还设有顶柱穴、水腑穴及三江穴刺血治疗急性腰扭伤，笔者在临床少用这几穴，一般均选择委中穴。二角明穴在中指背第 1 节中线上，中指对应督脉及人之中央，并且第 1 节对应腰椎，所以用二角明穴治疗急性腰扭伤在督脉上的患者具有特效，也就是用于痛点在后正中线上的患者，对应督脉之意，这犹如用水沟穴、后溪穴道理相同；若是疼痛在两边者，笔者以腕顺一穴为主，这一部位为董氏奇穴之肾区，既能诊察肾之强弱，也能调之，能治疗各种肾亏之疾。就对应来看，腕顺一穴在手掌腰脐线，且在手太阳小肠经脉上，根据同名经同气相求的原理，故能治疗足太阳线上的腰痛，也可以与腕顺二穴倒马运用加强疗效；马金水穴从对应来说，应于肾，"腰为肾之府"，名为"马"者速度快也，以表明治疗疾病作用迅速，所以用马金水穴治疗急性腰扭伤也具特效；若患者在平时有慢性腰痛，或经常反反复复的腰痛者，发生了急性腰扭伤可用水通穴、水金穴治疗。

传统针灸治疗急性腰扭伤的穴位非常多，就在临床报道的单效穴位多达 40 穴，可见传统针灸中特效的穴位也不少，这说明针灸治疗急性腰扭伤确具特效，在临床中最为常用的有水沟、后溪、腰痛、养老、手三里、束骨、昆仑、太冲、中渚等穴位。若病痛点在督脉时笔者首选人中穴与后溪穴，病痛点在太阳经的首选后溪穴或束骨穴，痛点若在膀胱经偏外的常用太冲穴或中渚穴，痛点若在夹脊穴的位置首选手三里穴。若能明确辨证，正确选穴，无论传统针灸还是董氏奇穴针灸均有立效的作用，一般 1~3 次即愈，无论用董氏奇穴还是十四经穴，在治疗时一定要配合动气针法，当针刺得气后，边捻针边让患者活动患处，这是提高疗效的重要一点，不可忽视。扭伤后的早期（在伤后 24 小时）不可热敷，此时可以适当冷敷，24 小时后可予以热敷，以助消散。受伤后要适当限制扭伤部位的活动，避免加重损伤，治疗恢复后的早期（1 周内）注意减少腰部的负重和腰部剧烈活动。

五、腰痛

腰痛又称为"腰脊痛"，是以腰部一侧或两侧疼痛为主要症状的病症，往往牵及部位较广，若牵及背部被称为腰背痛，牵及下肢称为腰腿痛，这种情况十分常见，因此经常把腰痛和下肢痛并称，是临床高发疾病，无论是疼痛科还是针灸推拿科都是常见病，严格来说，腰痛不是一个独立的疾病，而是多种疾病的共有症状，临床表现多样化，病因十分复杂，以损伤、退行性病变多见。引起腰痛这一症状的疾病非常多，可见于西医学中多种疾病，如常见的有慢性腰肌劳损，肌间、棘上韧带劳损，第 3 腰椎横突综合征，强直性脊柱炎，腰椎间盘突出症，腰椎管狭窄症等，均是临床引起腰痛的常见疾病，所有这些病均可参阅这一章节。中医认为本病的发生与感受外邪、跌仆损伤和劳欲过度等因素有关。这些因素可导致腰部经络气血阻滞，不通则痛。

针灸治疗本病有较好的疗效，但是因病因不同，其疗效差别很大，疗效的好坏与病因密切相关。一般来说，软组织劳损引起的腰痛针灸疗效最好，脊柱关节病疗效也非常满意，腰椎间盘突出症、腰椎管狭窄及风湿性疾病正确治疗也能获得很好的效果。可见，腰痛确实是针灸优势病种之一。

特效用穴

委中穴（点刺出血）；灵骨穴；马金水穴；水通穴、水金穴；腕顺一穴；中白穴；后椎穴、首英穴。

临床运用及说明

腰痛临床表现多样化，病因复杂，因此临床治疗要根据患者的具体病情选择适宜的穴位，才能达到有效治疗。所以董师在原著中列举了诸多治疗腰痛的穴位，诸如五岭穴、顶柱穴、腑巢二十三穴、腕顺一穴、腕顺二穴、中白穴、下白穴、马金水穴、地皇穴、灵骨穴、后椎穴、首英穴、水愈穴、水曲穴、花骨三穴、正士穴、中九里穴、水通穴、水金穴、州火穴、水耳穴等。董师为了有针对性地处理不同的腰痛，为此设列这些众多穴位，来满足临床患者的需求，以达针对性的处理。下面根据笔者在临床实际中的运用，对常用的部分穴位中的简单解析。

刺血是腰腿疼痛的重要方法，因为腰痛与瘀滞有重要的关系，血瘀而成者，活血化瘀，通经活络为治，《灵枢·九针十二原》中言："菀陈则除之。"《素问·阴阳应象大论》载曰："血实宜决之。"所以以刺血去瘀血，经络畅通，疼痛即愈。笔者在临床常以委中穴刺血，这早在《内经》中就有运用记载，《素问·刺腰痛篇》："足太阳脉令人腰痛，引项脊尻，背如重壮，刺其郄中。"《四总穴歌》载："腰背委中求"就是指此而言的。因足太阳经脉从腰中下行夹脊贯臀入腘中，其支者，从膊内左右别下贯胛，挟脊内，过髀枢，循髀外，从尻下合腘中。足太阳之正，别入于腘中，故腰背疾患可取下部的委中穴治疗。董师除了用委中穴，还设了五岭穴、顶柱穴、腑巢二十三穴刺血治疗腰痛，笔者在临床均较少用之。

腰痛在中医辨证中与肾的关系最为密切，因此在中医学中有"腰为肾之府"之说，若禀赋不足、久病体虚或房劳过度，以致肾精亏虚，不能濡养筋脉而致腰痛，对此董师非常重视通过调补肾气治疗腰痛，在所设列治疗腰痛穴位中以补肾气的穴位占了主要部分，如腕顺一穴、腕顺二穴、二角明穴、中白穴、下白穴、马金水穴、地皇穴、水金穴、水通穴等，这些穴位均是通过调补肾气发挥治疗作用的。因肾虚而致的腰两边痛时笔者常用腕顺一穴、腕顺二穴；肾虚而致的急性腰痛用二角明穴；肾虚腰痛伴有水肿的常用中白穴、下白穴；肺肾虚弱而致的腰痛常以水金穴、水通穴为用；所有气血不足而致的腰痛笔者以灵骨穴配大白穴倒马针治疗，灵骨穴对各种慢性虚性腰痛皆有较好的疗效，笔者在临床中基本是这样选穴治疗各种腰痛的，其余穴位较少用之。

六、腰椎小关节紊乱症

腰椎小关节紊乱症又称腰椎小关节滑膜嵌顿、腰椎小关节错缝等，在颈肩腰腿痛病中占有相当的比例，特别是在急性腰痛中其发病率约占13%。腰椎小关节是腰椎后柱的重要结构，对维持腰椎稳定有重要的作用。腰部活动范围大，故腰椎小关节囊较松弛，当腰部突然伸直，关节滑膜嵌入关节之间，既造成小关节滑膜嵌顿，滑膜可因关节的挤压而造成充血肿胀，滑膜与关节囊分布有丰富的神经，当有刺激或炎症反应时，造成较为剧烈疼痛和反射性肌肉痉挛，如不及时地纠正，则会导致慢性腰痛。本病属于中医学的"骨错缝"范畴，疼痛由气血不通所致。

特效用穴

后椎穴、首英穴；正筋穴、正宗穴；博球穴；腕顺一穴；心门穴；上三黄穴。

临床运用及说明

后椎穴与首英穴主治相同，均能治疗脊椎骨脱臼和脊椎骨胀痛，作用于脊椎，二穴在上臂中段，与腰部对应，其二穴所处的位置在三焦，三焦与肾通，肾主骨，针刺时并贴骨进针，所以治疗脊椎病有特效。当针刺得气后，让患者做腰部医疗体操，即腰部左右旋转、前屈后伸和站立体位直抬腿运动各30次，留针30分钟，每10分钟行针1次，做医疗体操1次。正筋穴、正宗穴、博球穴三穴均在足太阳膀胱经上，并均在筋上，以筋治筋，用之能够直接疏调腰部之经气、调和气血，以达通则不痛。在针刺得气后，边行针边让患者扭动腰臀部，能使痉挛肌肉缓解，使紊乱、嵌顿的小关节自行恢复正常。腕顺一穴近于后溪穴，后溪穴为八脉交会穴之一，通于督脉，在这一部位又正是董氏奇穴的肾区，用之既可补肾强腰，又能疏通督脉气血，针刺得气后，仍要配合动气针法的运用。使患处气血畅通，其滑膜、韧带和肌肉恢复正常关系及张力，紊乱的关节自然复常。

传统穴位笔者是以后溪穴与阳陵泉穴最为常用，其原理已在胸椎小关节紊乱中讲述，在此不再赘述。

七、腰肌劳损

腰肌劳损又称为腰背肌筋膜炎、肌纤维组织炎、肌筋膜痛、功能性腰痛等。本病是指腰部肌肉、筋膜与韧带等软组织的慢性劳损，是腰腿痛中常见疾病之一。腰肌劳损是一种积累性损伤，患者多有腰部过劳或不同程度的外伤史，如长时间的弯腰工作，或由于习惯性姿势不良，或由于长时间处于某一固定体位，致使肌肉、筋膜及韧带持续牵拉，使肌肉内的压力增加，血供受阻，故而导致疼痛。表现为腰部酸痛，时轻时重，反复发作，在劳累时加重，休息后减轻。当弯腰工作时间稍长，就会导致疼痛发生。中医学认为本病的发生是因劳逸不当，筋脉受损，气血阻滞脉络；或风寒湿邪侵入机体，寒凝血滞，使肌筋气血运行不畅，经络痹阻不通；或素体虚弱，气血不足，筋脉失养，故而导致本病的发生。

本病针灸疗效较好，优于其他疗法，在治疗时要注意休息，避免患处的疲劳，防止受寒，加强局部保暖。

特效用穴

委中穴（点刺出血）；腕顺一穴、腕顺二穴；四花上穴；正筋穴、正宗穴，中白穴、下白穴。

临床运用及说明

本病的病位发生在腰部两侧，其经脉在足太阳上，所以用委中穴点刺放血有效，可起到通经散寒、舒筋活络的功效，笔者常同时加配患处刺血，以消除局部瘀滞。腕顺一穴在手掌腰脐线，对应于腰，手足太阳经相通，能治疗腰痛，董师在本穴的主治中言治重性腰两边痛，所言的"重性腰两边痛"与本病相吻合，所以腕顺一穴、腕顺二穴用之特效；四花上穴处于足阳明经，并近于足三里穴，有补益气血的功效，阳明气血充盛，又"主润宗筋""主束骨而利机关也"，刺本穴能使气血得充，宗筋得养，经脉得通，达到舒筋通络、行气活血、滑利关节、止痛的目的；正筋穴、正宗穴位于跟腱上，本病就是筋之病，以筋治筋，这一病变区为膀胱经所行，二穴也在膀胱经脉上，所以正筋穴、正宗穴治疗本病就有显著的疗效，也是笔者常用的穴位。

传统针灸中笔者以昆仑穴、阳陵泉穴最为常用。

八、骶尾痛

骶尾痛是指骶椎、尾椎部急慢性软组织或骨损伤、炎症所致的一类疼痛病症，也常常归于腰痛的范围，但其发病有自己的特点，与一般腰痛有别，故单独论述。可见于西医中的骶髂关节炎、腰骶韧带劳损、骶臀部筋膜炎、尾痛症等。其病变与骶髂关节有重要的关系，骶髂关节处于人体中央的下部，属于脊柱的基底部结构，是人体承受重力很大的关节，因此常会损伤发生病变。中医学认为本病的发生与感受外邪、跌仆损伤和慢性劳损等因素有关。这些发病因素导致了骶尾部经络气血阻滞，不通则痛。一般方法治疗较为缓慢，针灸治疗具有较为可靠的疗效，值得临床推广运用。

特效用穴

后会穴；肺心穴；心门穴；博球穴。

临床运用及说明

后会穴治疗尾椎处的疼痛则是根据头骶对应关系来取穴，常与正会穴倒马运用加强疗效；肺心穴在中指之中节，对应于督脉，可治疗整个脊椎上的问题，对脖颈痛、脊椎痛及尾椎痛皆能治疗，主要用于尾椎骨尖端以上的部位疼痛；博球穴近于承山穴，从经脉看应在足太阳之经，无论足太阳经脉还是足太阳经别皆行于腰骶部，根据经络所行主治所及的相关理论，足太阳经的穴位可以治疗此部位的疾病，早在《灵枢·经脉》病候中记载"……项、背、腰、尻、踹、脚皆痛"的病变，这些疾病为足太阳经的病变，故可用足太阳经穴位治疗，尻指的就是尾骶部。因此博球穴治疗腰骶痛就非常有效，笔者在传统针灸中以足太阳经的昆仑穴最为常用；心门穴在前臂之尾部，与腰骶相对应，又贴骨针刺，所以治疗腰骶痛就有特效，主要对尾椎骨尖端痛有特效，若治疗尾椎骨上下痛常与肺心穴同用。

第五节 其他杂症

一、胸腹侧痛

特效用穴

驷马穴；上白穴；阳陵泉穴、支沟穴。

临床运用及说明

胸腹侧痛就是指胸腹两边疼痛，对此董师设有驷马穴与上白穴两组穴位，临床以驷马穴为常用。传统针灸笔者以阳陵泉穴、支沟穴为常用，二穴合用有较好的疗效，是根据经络所行的理论运用，合用具有化瘀通滞的作用。

二、胸膜炎（肋膜炎）

特效用穴

四花中穴（点刺出血）；驷马穴；土水中穴或重子穴、重仙穴。

临床运用及说明

胸膜炎病因复杂，是由其他肺部疾病并发而致，针灸主要针对慢性起病及缓解期的治疗。驷马穴作用于肺，是治疗肺病及胸部疾病的主要穴位；土水中穴与重子穴、重仙穴均在肺经上，土水中穴与鱼际穴相符，重子穴、重仙穴近于鱼际穴，鱼际穴为肺经之荥穴，"荥主身热"，善治肺热或痰多黏稠的情况，所以土水中穴与重子穴、重仙穴均能治疗胸膜炎。

三、胸连背痛

特效用穴

驷马穴、博球穴；肾关穴；上白穴。

临床运用及说明

胸连背痛是由胸牵及背，或背牵及胸的病症，也就是胸背痛，用驷马穴就极具特效，驷马穴作用于肺，而通行诸气，若与博球穴合用其效更佳，因为博球穴在膀胱经脉上，膀胱经循行于背部，从而能有效地解除这一症状。笔者在临床曾治疗多例相关患者，其效非常理想。如曾所治的一名患者，女性，42 岁，胸连背痛反复发作 1 年余，曾多种方法治疗未效，来诊后即以驷马穴治疗，一次明显缓解，经 4 次治疗，症状消失。

四、脊椎骨脱臼

特效用穴

后椎穴、首英穴。

临床运用及说明

后椎穴与首英穴其主要的作用功能就是用于治疗脊椎骨脱臼的问题，董师所言的脊椎骨脱臼应是指小椎体关节功能紊乱的疾病。

五、髂后上棘两侧痛

特效用穴

四花外穴瘀络（点刺出血）；腕顺一穴、腕顺二穴；肺心穴；肾关穴。

临床运用及说明

髂后上棘部位疼痛临床较为多见，就其所在的部位来看，应近于足少阳经，所以在四花外穴刺血非常有效。笔者治疗时先在四花外穴刺血，再常针刺腕顺一穴、腕顺二穴，其效较为理想。

六、脊椎中央痛

特效用穴

肺心穴；后椎穴、首英穴；正筋穴、正宗穴；中白穴；人中穴、后溪穴。

临床运用及说明

脊椎中央痛就是指的脊椎的疼痛，董氏奇穴取穴多从对应角度用穴，如肺心穴、二角明穴、正筋穴、正宗穴均是这一理念。传统针灸则是以经脉循行理论取穴，其病在督脉上，人中穴、印堂穴均是督脉的穴位，治疗脊椎中央痛效果显著，后溪穴为八脉交会穴之一，通于督脉，也是经脉理论。笔者治疗以正筋穴、正宗穴与传统针灸的后溪穴、人中穴为常用。

七、肩峰痛

特效用穴

通肾穴、通胃穴、通背穴；中九里穴；侧三里穴、侧下三里穴。

临床运用及说明

肩峰所在的部位应在少阳经脉上，在传统针灸中故以少阳经穴位用之，如悬钟、阳陵泉、中渚等穴。董氏奇穴中的中九里穴、侧三里穴及侧下三里穴也处于少阳经脉上，故用之也极具特效。董氏针灸中也常以通肾穴、通胃穴、通背穴治疗，其原理尚难以解释。

八、肩胛骨痛

特效用穴

重子穴、重仙穴；外三关穴；心膝穴；腕顺一穴、腕顺二穴。

临床运用及说明

肩胛骨痛是常见病，一般方法治疗很难取效，董氏针灸对此能够有效解决，笔者在临床以重子穴、重仙穴最为常用，效果极佳，可有立效的作用。若疼痛部位偏于肩胛骨下方时，其部位在小肠经上了，此时以腕顺一穴及腕顺二穴最具特效。

九、手抽筋

特效用穴

火陵穴、火山穴；曲陵穴；阳陵泉穴。

临床运用及说明

火陵穴与火山穴治疗手抽筋是二穴的基本主治，左病用右，右病用左，这是以等高对应取穴的运用，二穴在三焦经上，三焦有通行诸气的作用。曲陵穴与阳陵泉穴则是以筋治筋的原理，曲陵穴紧贴大筋，以筋治筋，阳陵泉穴为八会穴之筋会，故有效。

十、小腿胀痛

特效用穴

精枝穴（点刺出血）；手五金穴、手千金穴或火腑海穴；肺心穴；肩中穴。

临床运用及说明

精枝穴是由金精、金枝两穴组成，分别位于第 2 椎及第 3 椎旁开 6 寸的位置，主要用于小腿的疾病，点刺放血治疗小腿酸胀疼痛极具效验。手五金穴与手千金穴则是上下对应的运用，这个部位中的火腑海穴及火陵穴、火山穴也有这个作用，火腑海穴对小腿酸痛效佳，是笔者治疗小腿酸痛最常用的穴位。肩中穴治疗整个下肢疾病均有效，尤其是下肢肌肉无力以及萎缩的情况非常好，这个部位的天宗穴及李白穴也均有这一功效。

十一、下肢无力

特效用穴

水愈穴（点刺出血）；正会穴、镇静穴；肩中穴；火腑海穴；灵骨穴、大白穴。

临床运用及说明

下肢无力的原因很多，其用穴主要针对无力之症。水愈穴在其功效中可治疗腿酸及全身无力，所以对下肢无力就有治疗作用，以刺血运用为主。毫针针刺可有许多相关穴位的运用，肩中穴对下肢酸软无力有很好的疗效，因肩中穴处于肌肉肥厚的部位，以肉而应脾，所以对肌肉萎缩也有很好的功效，这一部位的李白穴、云白穴也有这一作用，而以肩中穴疗效更佳、取穴方便，临床也就以肩中穴最为常用；火腑海穴与手三里穴相符，手三里穴就是治疗下肢酸痛及无力的常用穴位；灵骨穴与大白穴具有温阳补气、调理气血的作用，因此对下肢无力有很好的调治功效，是临床常用的穴位。

十二、腿冷痛

特效用穴

双凤穴（点刺出血）；木火穴；火腑海穴、火山穴；通关穴、通山穴、通天穴（任选二穴）；灵骨穴、大白穴。

临床运用及说明

双凤穴自第 2 椎旁开半寸起，每下 1 寸一穴，连续 7 穴，两侧 14 个穴位，在临床运用的时候，以患侧用穴，一般是隔穴运用。木火穴治疗下肢冷痛极具特效，其穴名为木火，有木火之性，有温阳的作用，所以治疗下肢的冷痛就有很好的疗效了；火腑海穴以三焦经定位，从阳明经取穴，三焦通行诸气，手阳明多气多血，故有很好的调理气血的作用，因此能够治疗下肢冷痛；灵骨穴、大白穴均在大肠经上，阳明多气多血，此二穴调理气血作用甚强，能理气、调气，温阳补气作用甚强；通关穴、通山穴、通天穴在脾胃经之间，能补脾胃，通过"子能令母实"以达强心之效，有调整血液循环的作用，对血液循环障碍而致的下肢冷痛为对症治疗。

第二章　内科病症

第一节　外感病症

一、感冒

感冒是风邪侵袭人体所致的常见外感病，临床表现以鼻塞、流涕、咳嗽、头痛、恶寒发热、全身不适等为主症。本病四季均可发生，尤以秋、冬两季为多。由于感邪之不同、体质强弱不一，可分为风寒、风热两大类，并有夹湿、夹暑的兼证以及体虚感冒的差别。若在一个时期内广泛流行、病情类似者，被称为时行感冒。时行感冒即西医学的流行性感冒，是由流感病毒引起的急性呼吸道传染病，症状重，危害大。

中医学认为，感冒是以风邪为主的六淫邪气、时行戾气，在人体正气不足，卫外功能失司时，从皮毛、口鼻入侵肺卫，出现的一系列肺卫症状。

西医学中的上呼吸道感染、流行性感冒属于本病范畴。

特效用穴

感冒三穴（点刺出血）；分金穴；曲陵穴；木穴；重子穴；三叉三穴。

临床运用及说明

感冒这是最平常不过的病了，每个人一生中都会或轻或重地发生过。针灸治疗感冒简单而实效，绿色而速效，无论董氏奇穴，还是传统针灸均有较好的疗效。在董氏奇穴方面董师也设列了相当多的治疗感冒穴位，可以说治疗感冒的穴位几乎遍及全身，既有点刺放血为主的穴位，也有毫针针刺的穴位。五岭穴、后心穴、感冒三穴、七星穴、耳三穴均为点刺放血为用，笔者在临床以感冒三穴刺血最为常用，这三穴与传统针灸的陶道（安全穴）、魄户（金斗穴）相符，在传统针灸中三穴治疗感冒就十分广用，传统针灸主要是毫针为用，这里主张刺血为用。董氏针灸在治疗感冒中较注重刺血的治疗，因为感冒是外来之邪而致，所以刺血治疗既简单又迅速，也正因为如此，董师才设立了许多刺血治疗感冒的穴位。笔者在传统针灸刺血中也常用大椎穴、肺俞穴、少商穴，疗效也极为满意。

笔者在董氏奇穴中用毫针治疗感冒以分金穴、三叉三穴用之最多，分金穴在上肢的尺泽穴（曲陵穴）上1.5寸，取穴方便，针刺感觉非常小，患者易于接受。董师并言本穴治疗感冒、鼻炎及喉炎为特效针，这说明治疗感冒极为有效，临床运用也确实效佳，本穴处于手太阴肺经，治疗感冒则是自然之理，笔者在运用时常与曲陵穴倒马合用，效果更好。曲陵穴与传统针灸的尺泽穴相符，尺泽为肺经之子穴，根据"实则泻其子"的理论，感冒则是外邪入侵之实证，所以也就非常特效了。三叉三穴与传统针灸的液门穴相符，液门是三焦经之荥水穴，"荥主身热""荥输治外经"，因此能治疗感冒。液门穴是传统针灸治疗感冒最常用的穴位，因临床疗效确实，易于操作，故在临床有感冒"第一穴"之称。所以三叉三穴治疗感冒也就有效了。感冒后若流涕及鼻塞时取用本穴有特效，并能立竿见影。咳嗽时常用重子穴治疗，常配重仙穴倒马运用，当咳嗽伴有发热时二穴同用。二穴处于手太阴肺经上，治疗感冒咳嗽就极有效，对感冒而致的咳嗽、咳痰具有特效，尤其是咳痰黏稠不易咳出时本穴非常好，若是痰多就用传统针灸的丰隆穴，丰隆是祛痰的要穴，在临床有祛痰"第一穴"之称，若是咳吐黄痰就加用小间穴，各有所用，针对性地处理。

针灸治疗感冒能够迅速缓解系列症状，并且有很好的退热作用，对反复的感冒者也可以用针灸调节，能够提高机体免疫力，增强抗御病邪的能力，尤其是艾灸的运用效果颇佳。感冒后要注意休息，多喝水，饮食宜清淡，有利于恢复。

二、发热

发热是由于致热原的作用使体温调定点上移而引起的调节性体温升高，称为发热。临床中将发热分为外感发热和内伤发热，外感发热则与外感六淫疫毒之邪，尤其是火热、湿热、暑热之邪有关；内伤发热则是脏腑功能失调郁遏化热引起。针灸主要针对外感发热的处理，这里所言及的穴位也主要针对的是外感而引起的发热，对内伤发热要在脏腑辨证的指导下针刺治疗，非一穴能解决。引起发热的原因很多，可见于现代医学中的流感、各种感染、传染性疾病、中暑、过敏性疾病、结核病、自身免疫系统性疾病、恶性肿瘤等疾病。

特效用穴

耳三穴（点刺出血）；大白穴；重仙穴。

临床运用及说明

发热一症在临床中十分常见，尤其是外感而致的发热更是多见，针灸正确处理非常特效，作用效捷，笔者在临床治疗发热极为重视刺血的运用，常在传统针灸中的大椎、耳尖、少商或十宣等穴点刺放血。董氏奇穴耳三穴退热效果也较好，耳上穴和经外奇穴耳尖穴相符，故可以运用。董师言大白穴发高热特效，临床可以点刺，也可以毫针，董氏针灸中大白穴的运用中多是和灵骨穴倒马针一起用，在治疗退热时单纯用本穴就有特效，一般不用倒马针，笔者在临床选择了相关穴位刺血后，多再是毫针针刺本穴。董氏奇穴中治疗发热除了大白穴常用之外，重仙穴在临床中也常用，本穴治疗发热也是基本主治之一，在治疗项中重仙穴能治疗咳嗽、气喘，重仙穴治疗发热，这是二穴治疗功用的区别，但当病情严重时，二穴也常常倒马运用。大白穴和重仙穴是笔者在临床治疗退热时最常用的二穴，在董师所著的《董氏针灸正经奇穴》中还有感冒一、二穴，土耳穴能治疗发热，二穴在主治中均有发高热的运用，感冒二穴因操作不便，笔者在临床中较少用之。传统针灸的穴位治疗发热也有很好的作用，除了上述刺血用的穴位之外，笔者最常选择曲池与风池二穴。

针灸对外感发热有很好的作用，若对脏腑病的发热还要进一步通过脏腑辨证方法处理。

三、中暑

中暑是指在高温环境或机体散热不良所致的体温调节中枢功能障碍，以汗腺功能衰竭和水、电解质丢失过多为特点的一种急性疾病。西医学中将其分为先兆中暑、轻症中暑和重症中暑。本病的发生主要由于夏日天气炎热，暑日劳作，暑热之邪内侵，或炎暑夹湿伤人，逼汗出而伤阴，导致本病。本病发生的内因为正气不足、体虚劳倦、脾胃虚弱，或素体湿邪较重，而易于感受暑热。

特效用穴

耳三穴（点刺出血）；三叉三穴；鼻翼穴；大白穴；地宗穴；解穴。

临床运用及说明

中暑早期主要是突然出现高热不解，所以迅速退热十分关键，退热最快的方法就是刺血，董氏奇穴中可用耳三穴刺血，尤其是耳上穴，也可在五岭穴刺血，但笔者在临床用之较少，主要以大椎穴和曲泽穴刺血最为常用，点刺出血，可起到泻暑热、凉血和营的作用。鼻翼穴在督脉与手足阳明经之间，温阳及调理气血之作用均甚佳，故提神醒脑的作用非常强，对此则有很好的功效。三叉三穴和大白穴也是以泻热为用，一般刺血之后再毫针运用。地宗穴和解穴用于重症，用于有神志异常的患者，地宗穴有调整血液循环，强心复苏的功效，所以用之有特效。解穴在足阳明胃经上，并近于郄穴梁丘，郄穴是气血深在的部位，故解穴调理气血作用甚强，因此可解除气血错乱所致的一系列疾病。

中暑发生后及时将患者移到通风阴凉的地方，解开衣襟，让病人安卧，结合物理降温再迅速施治。

第二节 肺系病症

一、咳嗽

咳嗽是指肺失宣降，肺气上逆作声，咳吐痰液而言，为常见的呼吸道疾病，是肺系疾患的主要症状之一。"咳"是指有声无痰；"嗽"指有痰无声，在疾病实际中，咳与嗽多并见，故并称为咳嗽。

本病虽为常见，但发病原因复杂，早在《内经》中就有全面的论述，《素问·咳论》曰："五脏六腑皆令人咳，非独肺也。"可见本病病因非常复杂，临床根据病因基本情况将咳嗽分为了外感和内伤两大类。外感咳嗽常由风寒热燥等外邪从口鼻、皮毛侵袭肺卫，肺失宣肃而引起；内伤咳嗽常因饮食、情志失调、体虚等引起的脏腑功能失调所致。

咳嗽可见于西医学中的上呼吸道感染、气管-支气管炎症、肺炎、肺结核、支气管扩张、肺心病、肺癌等疾病中。

特效用穴

曲陵穴；重子穴；水金穴、水通穴；火腑海穴；小间穴。

临床运用及说明

曲陵穴与十四经尺泽穴相符，尺泽为肺经之合水穴，"合主逆气而泄"，肺的逆气就是咳嗽喘憋，又为本经之子穴，根据"实则泻其子"的理论，用曲陵穴治疗咳嗽、喘憋之实证非常特效，凡是急性的咳嗽均为外邪入侵之实证，所以泻本穴就有很好的作用。可以点刺放血，也可以毫针针刺，笔者在临床时遇到急性咳、喘常以点刺放血，也常配合肺俞穴的刺血，这样疗效更快。董师将重子穴的主治设有肺炎、咳嗽、气喘的治疗功效，用于呼吸系统治疗是本穴的最基本作用，其穴在肺经上，并且近于肺经荥穴鱼际穴，所以有清肺热的功效，重子穴对咳嗽痰黏稠不易咳出的情况十分特效。土水穴也在这一部位，土水中穴与鱼际穴完全相符，因此土水穴也能治疗咳嗽喘憋的情况，也极具特效，鱼际穴主要针对辨证为热性咳嗽、实咳的患者，若与曲陵穴合用治疗实性咳喘则有佳效，但对虚性咳喘不宜选用本穴组，以水金穴、水通穴为用。有类似鱼际穴作用的还有小间穴，小间穴治疗支气管炎、吐黄痰，是以清肺热作用而发挥疗效，就其治疗咳嗽这一病症来看，土水穴、重子穴、小间穴特性相近，主要用于实证的热性咳嗽。

水金、水通二穴所在之处正当全息倒象之气管及肺所在之处，顺象则为下焦肾气所在，能补肺、补肾，肺降肾纳，共同完成呼吸功能；二穴所在的位置从经络学来看，为手足阳明经所过，阳明多气多血，气血最为充盛，调理气血的作用甚好，故本穴补气益肾作用极强。又手阳明大肠与肺相表里，足阳明经能补土生金，处处彰显了本穴组调理肺脏功能的强大性，以及补肺气的有效性。所以水金、水通二穴对肾不纳气之咳、喘极具特效。故是治疗虚性咳、喘的特效穴位。

传统针灸笔者以天突穴、肺俞穴、尺泽穴最为常用，临床疗效非常好。

针灸对初期或缠绵难愈的咳喘患者疗效非常好，但如果出现了高热及全身症状急性期时，要注意疾病的传变，及时综合处理。对内伤咳嗽的治疗需要坚持，防止复发。

二、支气管哮喘

支气管哮喘是一种常见的发作性、过敏性疾病，一年四季均可发病，尤以春、冬季节发病较多。哮喘的发作常与接触某些物质（皮毛、灰尘、花粉等）有关，也可因某些炎症，如寄生虫病产生过敏反应，引起细支气管痉挛而突然发病，表现为发作性喘息、气促、胸闷或咳嗽等症状，常反复发作，多在夜间或凌晨发作。患者多有过敏史或家族遗传史。一般认为，本病与个体免疫功能状态有关。本病属于中医"哮证""喘证"范畴。本病的基本病机为宿痰伏肺，遇外感、饮食、情志、劳倦等因素以致痰阻气道、肺气上逆所致。急性发作期临床证型有寒哮、热哮两大类，缓解期可分为肺虚、脾虚、肾虚三型。

特效用穴

四花上穴或四花中穴、四花外穴（点刺出血），曲陵穴，足驷马穴，水金穴、水通穴，三士穴，重子穴，灵骨穴。

临床运用及说明

哮喘发作急骤迅速，痛苦性大，严重的时候可导致休克，甚或导致死亡，所以需要及时纠正，针灸若能用穴准确，一般均能立竿见影，尤其刺血的运用更为速效，董师对此就设列了多个相关刺血穴位，如四花上穴、四花中穴、四花副穴、四花外穴、十二喉穴、喉蛾九穴、金五穴等，均是主张刺血治疗本病的穴位。一般情况下笔者在临床刺血主要以四花上、中穴运用最多，曲陵穴也极为常用，曲陵穴既可以刺血，亦可毫针刺，是治疗哮喘发作的有效穴位。对于特殊情况的患者根据基本病情选择相应的穴位，对症用穴。若因心脏病而致的哮喘可以在十二喉穴刺血，痰多不易咳出时可在喉蛾九穴点刺出血，咽喉堵塞感明显的时候可在金五穴刺血。

驷马穴组是董氏奇穴治疗肺病运用最广、最为有效的穴位，凡董师名为"马"者，均言之作用迅速，说明本穴治疗肺病作用快捷。本穴组就所处的位置来看，是在足阳明胃经上，董师将治疗肺病的大穴不设在肺经上，而是设在足阳明胃经上是有很深道理的。驷马穴作用于肺与传统针灸理论完全相合，"肺手太阴之脉，起于中焦"，中焦为脾胃所属，提示肺经内属于肺脏，而根于胃。《灵枢·营卫生会》言："人受气于谷，谷入于胃，以传于肺，五脏六腑，皆以受气。其清者为营，浊者为卫，营行脉中，卫行脉外，形成相互呼应。"按照五行学说，胃属土，肺属金，土能生金，故胃腑能够生养肺脏和肺脉。由此而设立了本穴组，主治肺病诸症，本穴组用于哮喘治疗有特效，笔者在临床主要用于缓解期的患者以治其本；三士穴所处的位置均在肺经线上，所以能治气喘，尤其地士穴的位置近于郄穴孔最，平喘的效果更强。郄穴能救急，哮喘发作突然严重，所以对急性哮喘有平喘救急之效，再配人士、天士倒马效果更好。在运用时还常加配灵骨穴同用，以提高疗效，确有相辅相成的作用；董师言重子穴能治哮喘，且小儿更有效，其实无论大人、小儿皆效，穴位在肺经上，且与荥穴鱼际相近，因此重子穴就具有了荥穴鱼际的特性，鱼际穴五行属火，有通达肺经阳气之功，对于寒邪束肺，气管痉挛的哮喘用之极效。对于肺经火热引发的哮喘，亦有泻火止喘的作用。鱼际穴治疗哮喘由来已久，早在《灵枢·五乱第三十四》："气乱于肺，则俯仰喘喝，接手以呼……气在于肺者，取之手太阴荥、足少阴输。"指出气乱于肺的哮喘，可取手太阴荥穴鱼际通阳气而平喘，取足少阴输穴太溪温元阳而纳气。所以传统针灸用鱼际穴治疗哮喘发作有特效，用董氏奇穴的重子穴和土水穴（土水中穴与鱼际穴相符）也具特效，原理相同，因此用重子穴或土水穴配水金穴、水通穴治疗哮喘更具有佳效，水通穴、水金穴温元阳的作用更强于太溪穴。水金、水通二穴已在咳嗽章节详解了，对此可参阅，水金、水通二穴无论咳还是喘皆具特效。

灵骨穴在手阳明大肠经上，大肠与肺相表里属金，阳明经多气多血，针刺时紧贴拇、食指骨之间，针刺应骨，贴骨应肾，所以温补气血作用强大，与通于肺的大白（因作用于肺，故取其"白"为名）穴合用，灵谷、大白二穴相合有金水相通的作用，调气补气温阳作用显著，对老慢支、哮喘、肺心病均有卓效。

对于发作严重者，针灸治疗不能及时缓解者，要配合其他疗法及时缓解症状。在平时要加强锻炼，增强体质，提高抗病能力。在气候变化时要注意防范，对过敏体质患者要注意对过敏原的防范，解除过敏体质。

三、肺炎

肺炎为西医之病名，属于中医的"风温""咳嗽""喘憋""肺热病"之范畴，因其临床发病率高、病情重，董氏奇穴中也载有治疗本病的相关穴位，故单独论述。肺炎是由肺炎链球菌、金黄色葡萄球菌及革兰氏阴性杆菌等引起的肺实质性炎症。主要表现为胸痛、气急、咳嗽、咳痰。典型球菌性肺炎，其痰液呈铁锈色；金黄色葡萄球菌性肺炎，其痰液呈脓性或脓血性。病人常有发热、寒战等症状。肺炎四季皆可发病，而多发生于冬春两季，常在气候变化、受寒、淋雨、疲劳过度等情况下诱发。在各年龄阶段都会发生，但婴幼儿及老年人更容易发生。

中医认为本病的发生则是由六淫外邪侵袭肺系，或脏腑功能失调，内伤及肺，肺失宣肃，肺气上逆所致。

特效用穴

大白穴（点刺出血）；曲陵穴；重子穴。

临床运用及说明

董师将大白穴命名为"白"是因为本穴作用于肺，"白"应于肺，大白穴与肺经关系密切，所以治疗肺病有特效，临床以点刺放血最为特效，也可以毫针刺；曲陵穴与尺泽穴相符，可以点刺放血，也可以毫针刺，原理前面已讲述；董师言重子穴治疗肺炎有特效，用于肺炎的治疗是本穴的基本主治，可以在大白穴或曲陵穴点刺放血，再针重子穴；也可以先在大白穴刺血，再针重子穴与曲陵穴；还也可以在曲陵穴刺血，再针大白穴与重子穴。

传统针灸中笔者常用肺俞、孔最、尺泽、鱼际几个穴位治疗，也具有很好的疗效。

肺炎发病急，病情重，传变快，临床治疗要全面分析患者的综合情况，尤其对年老体弱及婴幼儿要密切观察，防止病情进一步发展。

第三节　心系病症

一、高血压

高血压是以安静状态下持续性动脉血压增高（超出正常范围标准）为主要

表现的一种慢性疾病。高血压临床上可分为原发性和继发性两类，病因不明确的称为原发性高血压，占高血压患者的95%以上；在不足5%的患者中，血压升高是某些疾病导致的一种临床表现，本身有明确而独立的病因，血压高仅为一个症状，如原发性醛固酮增多症、嗜铬细胞瘤、肾素分泌瘤等。在这里所述的就是原发性高血压，原发性高血压患者除了可引起与高血压本身有关的症状以外，长期的高血压还可成为多种心脑血管疾病的重要危险因素，并影响重要脏器如心、脑、肾的功能，最终可导致这些器官的功能衰竭。

在中医学中无高血压这个病名，归属于"眩晕""头痛""肝风"等范畴中。中医认为本病的发生主要是因情志失调、饮食失节和内伤虚损等导致肝肾阴阳失调。其病位在肝肾，病本为阴阳失调，病标为内生风、痰、瘀，又可互为标本。

本病在西医学中为终生用药性疾病，不能根治，针灸对早期、中期的轻中度高血压有着较好的疗效，能有效地改善血压，甚至能使增高的血压恢复到正常，对重度高血压可有效地改善症状，减少各种并发症的发生，减少用药量。

特效用穴

五岭穴（点刺出血）；太阳穴（点刺出血）；四花外穴（点刺出血）；富顶穴、后枝穴；火菊穴；正会穴；火硬穴。

临床运用及说明

董师对高血压的治疗设列了较多的穴位，既有刺血用的穴位，也有毫针刺的穴位，在临床以刺血与毫针相结合的方法处理，疗效非常好。刺血用的穴位有四花外穴、四花中穴、五岭穴，毫针刺的穴位有富顶穴、后枝穴、支通穴、落通穴、下曲穴、上曲穴、火菊穴，除了火菊穴以外均在四四部位的上臂部，这是董师临床治疗高血压所设穴位。

笔者在临床常一般先刺血，多以五岭穴与四花外穴、四花中穴交替用穴，五岭穴一组由四十个穴点组成，临床运用时以偏上方的穴点为用，病情重、时间久的高血压就多刺几个点，时间短、病情轻的就少刺几个点。四花外穴临床运用中以刺出黑血治疗高血压，治疗时在四花外穴及四花中穴周围找瘀络点刺放血，每周2次刺血，笔者就是这样刺血运用的。火菊穴所治疗的多是心脑血管导致的症状，对改善因高血压所导致的头晕目眩、心悸不安有较好的疗效。火硬穴近于行间穴，针刺本穴有平肝潜阳、息风活络的功效，对肝阳上亢、肝风内动所致的高血压疗效颇佳，常与火主穴倒马针。二穴与正会穴合用，效果更加令人满意，正会穴与传统针灸的百会穴相符，百会穴也有平肝息风的作用，与正会穴合用有协同之效。富顶与后枝二穴也有治疗高血压的作用，主要用于肝肾阴虚而致的血压高，并对高血压而致的头晕、头痛、疲劳等症状有很好的调节作用。传统针灸笔者以人迎、太冲、曲池、涌泉口穴最为常用。

针灸主要针对原发性高血压，对轻、中度高血压有较好的效果，早期及时正确治疗能完全治愈，对重度高血压可改善症状。在治疗时要积极配合合理的生活起居调理，加强体育锻炼，保持乐观的情绪十分重要。

二、低血压

目前低血压尚无统一标准，一般认为血压持续低于 90/60mmHg（1mmHg = 133.32Pa，老年人低于 100/70mmHg）的病症。低血压分为体质性、体位性和继发性三类，以体质性低血压最为常见，一般认为与体质强弱、年龄和遗传有关。

低血压归属于中医学"眩晕""虚损"的范畴。中医学认为，凡禀赋不足，后天失养，病久体虚，积劳内伤等均导致脏腑气血阴阳亏虚，脾虚不能化生气血，心虚血液运行无力，肾虚脑髓失养，均可导致本病。

特效用穴

正会穴；火腑海穴；灵骨穴；四花上穴。

临床运用及说明

正会穴与百会穴相符，百会穴属督脉经穴，是三阳经、督脉与足厥阴之会穴。百会穴具有升阳固脱，益气固本，调节内脏，疏通腑气，畅达气机，增强机体免疫功能，增加脑血流量，改善脑部供氧等作用，针刺百会穴既有立竿见影改善低血压而致的眩晕、乏力的功效，又能有效地调整低血压状态，因此正会穴也能调整低血压状态，具有双向调节的作用；火腑海穴是在按之肉起，锐肉之端处在肉厚的位置，脾主肉，刺肌肉应脾，有补脾健胃之功。本穴则是以三焦来定位，而是从阳明经取穴，三焦与肾相别通，所以还能补肾，具有很好的调补作用，有先后天同调的功效，所以董师言火腑海穴能治疗贫血、腿酸、头晕、眼花、疲劳过度之虚证，这些症状就是低血压所表现出来的一系列临床表现，董师并主张用灸法，在董氏奇穴中一般不用灸法，而本穴是唯一一个董师提出用灸的穴位，灸之确有很好的作用；灵骨穴是温阳补气之要穴，善于补气温阳，尤其与大白穴倒马运用，效果更佳，前面已详解。

传统针灸中笔者以百会穴、人迎穴、足三里穴最为常用，每个穴位都有很好的升压功效。针灸调理低血压有较好的作用，对继发性低血压需要治疗原发疾病。在平时要增强体质，加强锻炼，增加营养是关键。

三、心悸

心悸就是患者平常所说的心慌、心跳的感觉，患者自觉心中悸动、惶惶不安，甚至不能自主为表现的病症。一般多呈发作性表现，往往因劳累或情绪激动而诱发，常伴有胸闷、气短、失眠、健忘、眩晕等症。轻症又称为"惊悸"，多为功能性，病情时轻时重，与心理因素有重要的关系，通过现代检查往往没有异常，重症又称为"怔忡"，多为器质性疾病而致，多呈持续性，通过现代医学检查多能发现相关问题。

中医学认为本病的发生多因体质虚弱、饮食劳倦、七情所伤、感受外邪及毒物所伤等因素，导致气血阴阳亏虚、心神失养，或邪扰心神、心神不宁。

心悸多见于西医学中的心脏神经官能症、风湿性心脏病、冠状动脉硬化心脏病、肺源性心脏病、高血压心脏病、贫血、甲状腺功能紊乱等疾病。

特效用穴

心常穴；心门穴；火菊穴；通关穴、通山穴、通天穴；火硬穴；人士穴。

临床运用及说明

董师在一些穴位主治中载有心跳的功效，这就是我们平常所说的心慌不安，也就是指的心悸，在董师所著的书籍中治疗本病的穴位有诸多，几乎遍及各个部位，一一部位有小间穴、中间穴、心常穴，二二部位有重仙穴，三三部位有人士穴、火串穴、火陵穴、火山穴、曲陵穴，四四部位有肩中穴，六六部位有火连穴、火硬穴、火主穴、火菊穴，七七部位有四花上穴、四花里穴，八八部位有通关穴、通山穴、通天穴，十十部位有州火穴，十二部位有胃毛七穴，这么多的穴位治疗心悸，我们该如何选用呢？每个穴位各有特性，临床运用时一定要根据疾病和穴位的特性用穴，这样方能合理取穴，正确用穴，各穴具有很强的针对性。

因器质性心脏病而致的心悸，笔者以通关穴、通山穴、通天穴作为首选，一般任选二穴为倒马针治疗，心衰伴有心悸的用火硬穴，心常穴用于心律失常伴有心悸的患者，心门穴主要用于心气虚导致的心悸，心悸伴有头晕首选火菊穴，心动过速伴有心悸的患者首选心常穴或人士穴，也常配地士穴或天士穴为倒马针。

在传统针灸中笔者以内关穴最为常用，内关穴治疗心脏病则是最常用的穴位，在传统针灸有心脏病"第一穴"之称，临床有"心胸取内关"之用。本穴为心包经之络穴，有宁心通络、安神定悸的作用。其次就是神门穴，神门为心之原穴，心为君主之官，神明出焉，因此主要用于功能性的心悸，有宁心定悸的功效。

针灸治疗心悸有较好的疗效，尤其是由功能性的疾病引起的患者，具有针到立效的作用，器质性疾病若能辨证针对性处理也有极佳的效果。

四、心律失常

心律失常是西医之病名，是指心律起源部位心搏频率、节律，以及冲动传导等任何一项发生异常。临床分为快速型心律失常和缓慢型心律失常，常见于现代医学中的窦性心律不齐、心动过速、心动过缓、心房纤颤等。其症状主要表现为心悸、胸闷、头晕、乏力，或出现恶心、呕吐、心前区疼痛或晕厥等。目前西医临床中有多种类型的心律失常药，但因其副作用及耐药性，使得临床运用受到限制，针灸治疗有着较好的作用，既无不良现象，又无耐受性，治疗往往可有速效。本病属于中医学中的"心悸""怔忡""胸痹""心痹"等范畴。中医认为本病主要由于心血不足、心阳不足，或水不济火，或瘀血阻络所致。

特效用穴

四花中穴、四花外穴（点刺出血）；心常穴；心门穴；人士穴；通关穴、通山穴、通天穴；火串穴。

临床运用及说明

心律失常是心脏收缩的频率或心脏节律的异常，是多种疾病的一个概称，所以在临床治疗时要根据心脏的节律快慢、病因、病性选择用穴。快速型的心律失常常用人士穴（常加配地士或天士倒马针）或心门穴；如果心动过缓的常用通关穴、通山穴或心常穴；如果有胸闷或是瘀血（瘀血阻络）而致的常在四花中、外穴点刺放血；心血不足的常用通关穴、通山穴；心阳不足常用心常穴；水不济火用火串穴；器质性心脏病者主要以通关穴、通山穴或人士穴为主；心律失常出现胸闷以心门穴为主。

传统针灸用穴首选的穴位仍是内关穴，其次还是神门穴，针灸治疗心律失常有非常好的疗效，针灸治疗已有悠久的历史了，早在《针灸甲乙经》就曾记载"心澹澹而善惊恐，内关主之"的文字。通过长期的临床实践观察，针灸确为治疗本病的良法，针刺不仅起到控制症状的作用，而且对原发疾病也有着明显的调整功效，尤其对心动过速者更有效。

五、心绞痛

心绞痛是指由冠状动脉供血不足，心肌急剧的、短暂的缺血、缺氧所引起的临床综合征。多在受寒、饮食、劳累或情绪激动后发作，典型的表现为胸骨后或心前区突然发生压榨性疼痛、紧闷和窒息感、恐惧感以及呼吸困难，伴心悸、胸闷、气短、汗出为特征。少数不典型的患者疼痛部位可在胸骨下段，甚至在上腹部。疼痛可放射至左肩，并沿左臂的前面内侧到达小指与无名指，有时疼痛可放射至颈部、咽部及下颌部。多呈反复发作，一般可持续时间为几秒钟至几分钟不等，个别的可达十几分钟，经休息或用药后可缓解。

心绞痛可归属于中医学中的"胸痹""心痛""厥心痛""真心痛"等范畴，其发生常与寒邪内侵、情志失调、饮食不当、年老体虚等因素有关。

特效用穴

四花中穴、四花外穴（点刺出血）；火包穴（点刺出血）；火膝穴；地宗穴；火主穴、火硬穴。

临床运用及说明

心绞痛发病急剧迅速，痛苦性大，变化快，容易引发心肌梗死，因此需要及时正确治疗，针灸治疗既简单又快速，可作为救急的一种有效方法之一。火包穴就是董师推荐用于治疗本病的首选穴位，本穴与传统针灸的经外奇穴独阴穴相符，独阴穴也是传统针灸治疗心脏病之效穴，本穴点刺放血治疗心绞痛快速而确切，也可以指掐用之疗效也确实。传统针灸刺血治疗本病笔者以中冲穴或曲泽穴最为常用，中冲为心包经之井穴，井穴有救急的功效，"井主心下满"，心包代心受邪，因此本穴用于急性心绞痛的治疗既操作方便，又有确实的功效，是首选的穴位。曲泽为心包经之合穴，有化瘀通滞的作用，所以对心血管系统有很好的调整功效。本穴在补充心脏气血的基础上，能解决气血瘀滞所引起的虚损，改善其症状。早在《内经》中言"心肺有邪其气留于两肘"，在此处刺血可以迅速解决心脏瘀滞所带来的问题。火膝穴与手太阳小肠经的井穴少泽穴相符，井穴皆是急救的要穴，手太阳小肠经与心经相表里，故能治疗。地宗穴是董师用于急救的要穴之一，其治疗功效为阳证起死回生及心脏病的救急，阳证起死回生指的就是心脏绞痛这一类重病，关于阳证起死回生的详细理论笔者在所著的《董氏针灸学》中有详细的解说，感兴趣的读者可参阅。火主即心主，其穴位在足厥阴经脉上，足厥阴通于手厥阴，同名经相通也。本穴周围又有太冲脉，针之有以脉治脉之作用，且本穴在五行中属火，与心相应，因此火主穴有强心复苏之效，治疗心绞痛有极佳的作用，与火硬穴倒马针作用更强。

笔者在传统针灸治疗心绞痛常用的单穴则是内关穴、郄门穴和至阳穴，这三个穴位临床运用也确实具有非常实际的疗效。内关穴是传统针灸治疗各种心脏病的首选穴位；郄门为心包经之郄穴，心包代心受邪，郄穴善治急症，因此本穴对心绞痛的治疗有较佳的疗效；至阳穴为督脉之穴，督脉为阳脉之海，至阳穴又为阳气至盛之处，所以用至阳穴可温通心阳，散寒解痉，阳气通阴寒散，疼痛而自止。针灸治疗心绞痛是通过有效地改善冠状动脉循环，抗心肌缺血、缺氧作用，迅速达到缓急止痛的疗效。

六、冠心病

冠心病，全称为"冠状动脉粥样硬化性心脏病"，是一种最常见的心脏病，是指因冠状动脉狭窄、供血不足而引起的心肌功能障碍和器质性疾病，故又称为缺血性心肌病。冠心病是多种冠状动脉病的结果，但冠状动脉粥样硬化占冠状动脉性心脏病的绝大多数（95%~99%）。主要表现为心前区憋闷、心慌、气短、出汗及心前区疼痛等，多发生在40岁以上的人，男性多于女性，以脑力劳动者为多。

本病属于中医学的"胸痹""厥心痛"等范畴。中医学认为，本病的发生病位在心，又与肺、肝、脾、肾有关。基本病因是年老体衰或久病肾亏，或过食膏粱厚味、损伤脾胃，或情志郁结、气滞血瘀、心脉痹阻，或寒邪侵袭、痹阻胸阳而致。

目前本病已成为全世界高发疾病，也是死亡率高发疾病之一，西医学认为本病的发生与高血脂、高血压、肥胖、糖尿病及吸烟等动脉硬化易患因素有密切的关系，因此有效地杜绝易患因素，则是预防本病发生的重要途径。

特效用穴

四花中穴、四花外穴（点刺出血）；火山穴、火陵穴；通关穴、通山穴、通天穴；心门穴；人士穴、地士穴、天士穴。

临床运用及说明

冠心病的发生发展是一个较慢的过程，其恢复也是一个慢性过程，若想达到根本治疗需要一定的时间，一般经过几次针刺多数患者症状会有很好的改善，甚至症状消失，但是若想彻底地治疗，那就漫长了，在治疗时笔者是刺血与毫针皆用，刺血每7~15天一次，初期治疗是一周一次刺血，病情稳定后是每半个月一次刺血，刺血点笔者是以四花中、外穴和肘弯部找瘀络刺血，两处交替用穴。四花中、外穴是董氏刺血所用的重要穴位，在主治中董师将四花中、外穴刺血写得非常明确，主治甚广，二穴处刺血可用于心脏血管硬化（就指此病）、急性胃痛、肠炎、胸部发闷发胀、哮喘、肋膜炎、肋膜痛、坐骨神经痛、肩臂痛、耳痛、慢性鼻炎、头痛、高血压，其治疗大有波及全身疾病之势，通过临床运用确实很有效。用肘弯治疗心脏疾病自古代就有明确记载，如《灵枢·邪客》载："肺心有邪，其气留于两肘；肝有邪，其气留于两腋；脾有邪，其气留于两髀；肾有邪，其气留于两腘。"说明心肺有邪气会滞留于肘弯，根据"菀陈则除之"，在肘弯部刺血治疗心肺疾病具有特效，所以有用尺泽穴刺血治疗肺病，用曲泽穴刺血治疗心脏病的临床实用方法，在临床刺血的时候，一般不拘泥于穴点，凡在肘弯处有瘀络即可刺血。

治疗本病笔者以通关穴、通山穴、通天穴用之最多，这是董师治疗心脏病最常用的穴，董师设有通关、通山、通天三穴点，用于各种心脏病的治疗，临床可以任选二穴治疗，笔者以通关配通山用之最多，临床疗效非常确实，这是根据"子能令母实"的临床运用原理，具有治本的功效。其三穴在治疗心脏病的阐释方面笔者在《董氏针灸学》中有较为全面的介绍，感兴趣的读者可参阅。其次还常用火陵穴、火山穴治疗，董师将此二穴命名为"火"，是作用于心的意思，二穴从经络来看处于三焦经脉上，在治疗时自三焦透向心包，三焦具有通调气机的作用，心包代心受邪，因此针刺二穴治疗本病有着较好的作用，尤其改善本病所带来的胸闷、胸痛、心烦之系列症状有立竿见影的效果。人士穴与地士穴在治疗本病中也是主要针对改善本病所带来的临床症状而运用。所以笔者在临床运用时治标可以选择火陵穴、火山穴或人士穴、天士穴为主，治本的时候以通关穴、通山穴或四花上穴、心门穴为主的治疗思路，再配合四花中、外穴及肘窝处的刺血治疗。

针灸治疗本病由来已久，通过现代实验研究以及临床验证都得到了充分的肯定，是治疗冠心病非常有价值的一种方法。本病最突出的临床表现是心绞痛，因此针灸临床中多以心绞痛的病名论述，以冠心病论述的治疗较少，这样往往限制了临床进一步的推广运用。在传统针灸中以内关穴运用最为广泛，其疗效已得到了临床验证，对心脏及冠状动脉供血功能有明显的改善，无论对患者自我症状改善还是临床检查指标结果皆有确实的作用。其次还常用的有膻中、巨阙、心俞、厥阴俞等穴位。在治疗时或治疗后还应当注意诱发因素，注意休息，起居有常，低盐低脂饮食，积极减肥，保持乐观的心情，杜绝一切诱发因素的发生，这对本病的预防与治疗均有重要作用。

七、心肌炎

心肌炎为西医之疾病名称，是指心肌中有局限性或弥漫性急性、亚急性或慢性炎性病变。可由多种原因而导致，在本篇所阐述的主要是因病毒而致的心肌炎。临床中主要以呼吸道或肠道各种感染病毒所引起的心肌炎为多见。本病症状的轻重有很大差异性，主要以突然的心悸、胸闷、乏力、恶心、头晕为主要表现，严重者可导致心脏衰竭。本病可见于任何年龄，尤以儿童和青年人为多见。可归属于中医学中的"短气""心悸""心痛"等疾病范畴，中医认为由于机体虚弱，复感外邪，内舍于心而发病，由于邪热传心，化火则致心火炽盛。随着病情的发展，心的气血阴阳被耗，证候由实转虚，出现了心气（阳）虚和心阴（血）虚的证候。

特效用穴

四花中穴、四花外穴（点刺出血）；四花上穴、四花中穴；心门穴；通关穴、通山穴、通天穴。

临床运用及说明

董师原著穴位治疗功效中所言的"心脏炎"就是指本病，在全书中明确指出能治疗本病的仅有四花中穴、四花副穴、心门穴。四花中、外穴点刺放血可治疗各种心脏病，本病也可以在此处点刺放血，最适宜于新患者，以祛除外邪。四花穴组中的四花中穴及四花副穴有治疗本病的功效，但是笔者在临床主要以四花上穴和四花中穴为常用，本病发生主因是正气不足、邪毒侵心，患者而出现心悸、疲乏无力、头晕及活动后加重的虚证表现，这是因心血不足或心阴虚损而致，所以在治疗时应以调补气血为原则，尤其是病程较久的患者，已过急性期的治疗必须抓住健脾胃，以助化源，四花上穴及四花中穴就在多气多血的足阳明胃经上，针刺四花上穴及四花中穴即可达到这一目的。通关、通山、通天三穴是董师治疗心脏病的第一要穴，犹如传统针灸的内关穴，本穴组治疗心肌炎仍有较好的疗效，以"子能令母实"来实现补虚损的问题，治疗原理也犹如四花上穴及四花中穴。

休息调养对本病预后有着至关重要的作用，因此加强休息十分重要，保持乐观的心态，安心静养，这对病情的恢复有重要作用。

第四节　脾胃系病症

一、呃逆

呃逆俗称为"打嗝"，古代称为"哕"，西医中称为"膈肌痉挛"。在临床中甚为常见，其发病主要是以胃气不降，上冲咽喉而致喉间呃呃连声，声短而频，不能自控的表现。临床轻重表现差异性极大，轻者不治而愈，重者顽固难愈，被称为"顽固性呃逆"，还有的则为一些重病之危候，临床处理十分棘手，常是疾病的后期。针灸治疗呃逆疗效显著，对于轻症早期的呃逆往往一穴一次而解，对于一些顽固性的呃逆，辨证准确也能立起沉疴。所以临床明确辨证是关键。

特效用穴

总枢穴（点刺出血）；水金穴、水通穴；土耳穴。

临床运用及说明

呃逆在传统针灸中有诸多的单穴能够有效治疗，在临床报道的单穴多达几十个，这充分说明了呃逆是针灸之优势病种，可以一穴一法就能解决，笔者在临床曾用单穴治疗过多例各种呃逆患者，取效理想，多数患者则有立竿见影之效，传统针灸中笔者以攒竹穴、翳风穴、内关穴、膈俞穴用之最多。

董氏针灸笔者以水金穴、水通穴常用，二穴有很好的顺气功效。二穴所处的位置全息顺象为下焦肾气所在，倒象为气管及肺所在之处，有金水相通之意，所以名之为水金、水通，补肺补肾，肺降肾纳，从而以达降气的作用；总枢穴治疗六腑不安、呕吐，这说明本穴有降逆镇静的功效，犹如内关穴一样，用于呕吐极效，治疗呃逆也有确实的作用，用时极为方便，点刺放血即可；土耳穴应于脾胃，按压土耳穴，有调畅气机、和胃降逆止呃的作用。

二、胃痛

胃痛是指上腹胃脘部发生的疼痛，又称为"胃脘痛"。在历代文献所记述的"心痛"与"心下痛"多是指此病而言，与心脏疾患所引起的心痛症不是一回事，心脏疾患而致的疼痛称为"真心痛"，如《内经》所载："真心痛，手足青至节，心痛甚，旦发夕死，夕发旦死。"因此应当予以区别。

中医临床根据疾病的性质分为虚实两类，实证则因寒凝、食滞、气郁、血瘀，致胃气阻滞，不通则痛；虚证为中焦阳虚、抑或阴亏，胃腑失于温煦或濡养，不荣则痛。胃痛可见于西医学中的多种疾病，如胃痉挛、胃神经症、急慢性胃炎、消化性溃疡、胃下垂等疾病中。针灸对本病有很好的止痛效果。

特效用穴

四花中穴、四花副穴（点刺出血）；四花上穴；土水穴；肠门穴；火主穴；门金穴。

临床运用及说明

刺血针法是董氏针灸的重要针法，尤其对于痛症的治疗多是必用的方法，在胃痛的治疗中，董师也列出了好几个刺血穴点的运用，有四花中穴、四花副穴、五岭穴，在四花中穴与四花副穴中，董师言刺出黑血治疗急性胃痛，笔者在临床也经常运用，对于急性胃痛在这一部位找瘀络刺血有很好的疗效，可有血出立效的作用。如笔者一邻居饮食不当而致胃部痉挛，剧疼难忍，双手抱腹急去门诊救治，疼痛致满身大汗，与笔者在小区偶遇，当时笔者背包中仅存一次性刺血针具，而无备用毫针，故在四花中穴区找瘀络刺出黑血，当血出后，患者即惊呼疼痛已减，由刚才痛苦状转为眉开眼笑，使围观者啧啧称奇。

四花上穴所处的位置在足三里的内侧，紧贴于胫骨，足三里治疗胃腑之病是每个针灸师所熟知的，四花上穴针感更强、作用更大，治疗胃痛则是基本作用；土水穴在主治中董师言能治疗胃炎及久年胃病，本穴治疗胃痛也极具特效，治疗胃病不仅有确实的功效，而且有深厚的理论基础，《灵枢·经脉》记载："胃中寒，手鱼之络多青矣；胃中有热，鱼际络赤。"胃部的寒热问题皆可在此处反映出来，既能反映病变，当然也就能够治疗相应的病变。从经络学角度看，还与肺经"起于中焦……还循胃口"有关，虽然在肺经，却能治疗胃病；火主穴与传统针灸的太冲穴相近，太冲穴为木土穴，具有很好的疏肝和胃作用，火主穴紧贴骨而针，作用更强，因此用于肝郁气滞而致的胃痛则有特效。传统针灸治疗胃痛的特效穴更多，笔者在临床最常用的有至阳、足三里、梁丘、内关、中脘等穴，若能辨证用穴，可针到痛止。

针灸不但能够迅速解除胃痛的症状，而且对疼痛所伴随的上腹胀满、嗳气、恶心等症状则有立竿见影的改善作用，尤其对单纯性胃痉挛可有显著的疗效，多能立即见效而痊愈。

三、呕吐

呕吐是指由于胃气上逆，迫使胃之内容物从口吐出的病症。在古代医籍中根据呕吐的特点又有区分，常以有物有声称之呕，有物无声称之吐，无物有声称之干呕。临床上呕与吐一般多是同时出现，所以就并称为"呕吐"了。

中医学认为本病的发生多与外邪犯胃、饮食停滞、情志失调、病后体虚等因素有关，这些因素的产生导致了胃失和降、胃气上逆产生了呕吐。

西医学认为，引起呕吐的原因非常复杂，一般可分为反射性呕吐和中枢性呕吐两大类。反射性呕吐主要见于消化系统疾病，中枢性呕吐主要见于颅脑疾病、药物反应或中毒及神经呕吐等。在这里所述及的主要是指反射性呕吐而致的患者，也就是消化系统类疾病，如现代医学中的胃神经官能症、急慢性胃炎、幽门痉挛、胃黏膜脱垂症、功能性消化不良、胆囊炎、胰腺炎等疾病，其他的呕吐也可以参阅。

特效用穴

总枢穴（点刺出血）；曲陵穴（点刺出血）；通关穴、通山穴、通天穴；水金穴、水通穴；心门穴。

临床运用及说明

董师在《董氏正经奇穴学》一书中也载有多个穴位用于呕吐的治疗，并且主要以刺血运用为主，刺血的穴位有七星穴、五岭穴、总枢穴，毫针刺的穴位有心门穴、耳环穴。笔者在临床治疗急性呕吐也极为重视刺血的运用，对于急性呕吐刺血治疗作用最快，笔者则以曲陵穴和总枢穴为常用，总枢穴是民间广为运用的一个刺血治疗呕吐的经验穴区，这一点笔者在很小的时候就目睹过农村老人为患者在这一部位刺血治疗本病的过程，也见到在胸腹部金五穴、胃毛七穴区刺血治疗呕吐的场景，对这些民间奇验印象颇深，影响至今，也是笔者爱好针灸的一个重要原因。笔者对曲陵穴刺血运用治疗呕吐更是印象颇深，影响更加深远，笔者曾目睹一老者为家父用本穴治疗急性呕吐的神奇过程，这一部分内容早在笔者所写的拙作《针灸特定穴临床实用精解》一书中有全面的记载。曲陵穴就是尺泽穴，尺泽为肺经之合穴，"合主逆气而泄"，呕吐就是一种逆气，这一运用自古就有相关记载，如《针灸资生经》中载有"尺泽主呕泻上下出"的运用。《灵枢·邪气脏腑病形》中有"经满而血者……取之于合"的运用，因此刺血治疗就极为特效。这是笔者临床一直最为常用的刺血治疗呕吐的特效穴，尤其对急性呕吐极具特效，多有血出立效的作用。笔者许多学生曾亲试过本穴之效，因为学生来自全国各地，许多新学员初来后，不能适应水土，故经常出现急性上吐或下泻的问题，若一旦出现呕吐，就立在曲陵穴周围瘀络点刺出血，然后再针刺内关穴，可以说无不效者。在应用毫针治疗中，笔者以传统针灸内关穴与董氏奇穴中的心门穴最为常用，董氏奇穴中水金穴、水通穴还有通关穴、通山穴、通天穴用之少一些，若是神经性呕吐时就配用通关、通山、通天三穴，尤其是妊娠呕吐，此三穴是笔者必用之穴。

四、腹痛

腹痛，俗称"肚子痛"，是指胃脘以下，耻骨毛际以上部位发生疼痛为主症的病症。包括脘腹、胁腹、脐腹、少腹、小腹等部位，由此可见腹痛包括的范围极为广泛，这是广义的腹痛，是指自上腹的胃脘部到小腹部，包括了西医学中的胃、肝、胆、胰、肠、膀胱、子宫、输卵管、阑尾、前列腺、输精管等多脏器的病症。狭义的腹痛不包括胃脘痛在内，这一部分则有专门的篇章（胃脘痛章节）论述，狭义的腹痛而是指自脐周以下的疼痛，也称为下腹痛，就是这个篇章所述及的。腹痛发病原因极为复杂，可包括西医学中炎症、肿瘤、出血、梗阻、穿孔、创伤及功能障碍等原因，根据发作的形式又分为急性与慢性两种。

中医学认为，本病多与感受外邪、饮食所伤、情志失调、素体阳虚等因素相关，基本病机为寒凝、湿热、食积、气郁等邪阻滞气机，脉络瘀阻，不通则痛，或脾阳不振，中脏虚寒，脏腑经脉失养，不荣而痛。

特效用穴

四花中穴、四花外穴（点刺出血）；肠门穴；四花下穴、腑肠穴；手五金穴、手千金穴；门金穴、灵骨穴；花骨四穴。

临床运用及说明

用于治疗下腹痛的穴位董师设穴不多，仅有以下几穴，有头面部的腑快穴，手指部的指五金穴、指千金穴，小臂部的手五金穴、手千金穴，还有足部的花骨四穴，这几穴笔者在临床也较少用之，治疗小腹痛笔者临床用之最多的是门金穴配灵骨穴，门金穴为土经之输穴，"输主体重节痛""大肠、小肠皆属于胃"，所以治疗肠胃痛极效，再配灵骨穴作用更佳，灵骨穴作用于肺，肺与大肠相表里，二穴上下相应，治疗腹胀、腹痛极效。手五金穴、手千金穴，二穴名为"金"，应于肺与大肠，故用于腹痛。肠门穴处在小肠经上，从太极全息对应来看，处在下焦的部位，能治疗腹痛、腹泻，因此对肠道痉挛而致的腹痛尤为特效。四花下穴与腑肠二穴，处在下焦部位，并在足阳明胃经上，因此对肠胃疾病均有疗效，二穴一般倒马同用，董师提示腑肠穴不单独用针。花骨穴是由四个穴点组成，依次排列，其主治以全息理论为用，花骨一穴治疗头眼，花骨二穴治疗上肢，花骨三穴治疗腰脊，花骨四穴治疗小腹及坐骨神经等。因花骨四穴在足底，角质层较厚，疼痛敏感，故在临床用之较少。

传统针灸调理腹痛要根据疼痛的部位决定用穴，若在上腹部笔者常用中脘穴、足三里穴；若在脐周的疼痛常用上巨虚穴治疗；若在脐下（小腹）用下巨虚穴治疗；若在小腹两侧（脐腹）用太冲穴或曲泉穴治疗。

针灸治疗某些腹痛具有很好的疗效，但是腹痛的原因众多，在治疗时必须明确诊断，尤其要排除西医所言的急腹症，在治疗急腹症时要密切观察患者的系列变化，合理诊断，明确治疗。

五、便秘

便秘是肠道中的常见疾病，是指大便秘结不通，排便周期或时间延长，或虽有便意但排便困难的病症，也就是大便次数与便质的改变。西医学中根据病程或起病方式分为急性和慢性便秘；根据有无器质性病变分为功能性与器质性便秘。针灸治疗主要针对的是功能性便秘，极具特效，是针灸的优势疾病，非常值得临床大力推广运用，对器质性便秘也可以参阅这一章节处理。

中医学认为，便秘的发生多因饮食不节、情志失调、年老体虚、感受外邪所致；病位主要在肠，与脾、胃、肺、肝、肾等脏腑功能失调有关；基本病机为大肠传导失常，实则多热结、气滞、寒凝，导致肠腑壅塞，邪阻行便；虚则常因气血阴阳亏虚，气虚则行便无力，阴虚、血虚，肠失濡润，无水行舟。

特效用穴

火串穴；三其穴（其门穴、其角穴、其正穴）。

临床运用及说明

董师推荐治疗便秘的穴位不多，仅有火串、水中和水腑三穴，并且水中穴与水腑穴临床用之甚少，临床以火串穴用之最多。火串穴从取穴来看与传统针灸的支沟穴完全一致，支沟穴是历代治疗便秘的要穴，在临床支沟穴可以单独或与他穴配用治疗各种便秘。早在《类经图翼》中记载："凡三焦相火炽盛，及大便不通、胸胁疼痛者，据宜治之。"《玉龙歌》言："大便秘结不能通，照海分明在足中，更把支沟来泻动，方知妙穴有神功。"这是支沟合用照海治疗便秘的记载，至今支沟与照海穴仍是传统针灸治疗便秘的有效组合。因此支沟穴就是治疗便秘的要穴，火串穴治疗便秘也就自然特效了。三其穴在董师原著中并没有记载治疗便秘的经验，但是董氏奇穴传人研究发现，三其穴（其门穴、其角穴、其正穴）同用治疗便秘极具特效，尤其顽固性便秘更具特效，最早记载见于赖金雄医师所著的《董氏奇穴经验录》中，后在临床广为运用，确具特效。

传统针灸中除了支沟穴之外，还有诸多特效穴位治疗便秘，如照海穴、大肠募穴、天枢穴、承山穴以及经验效穴便秘穴点（天枢旁开1寸）等皆有较好的功效。

在治疗的同时要嘱患者养成定时排便的习惯，加强身体锻炼，避免久坐少动，多食粗粮蔬果，多饮水，少食辛辣刺激性食物，可有效地预防或改善其症状。

六、急性腹泻（急性肠炎）

急性腹泻是指发病突然、来势急骤的一种肠道疾病，以腹痛、大便次数增多、粪便稀薄甚或水样为主要症状的肠道疾病。中医认为本病的发生多因内伤饮食，外受寒湿，以致大肠传导功能失调；或因夏秋季节感受湿热之邪所引起。在中医中称之为"霍乱""飧泻""暑泄""伤食泻""泄泻"等。

特效用穴

委中穴（点刺出血）；四花外穴（点刺出血）；肠门穴；足五金穴、足千金穴。

临床运用及说明

急性腹泻发病急，大量地失水，容易导致电解质紊乱，需要迅速止泻，针灸对急性功能性腹泻、急性胃肠炎有很好的疗效。笔者在治疗这类疾病均是先刺血，最常在委中穴刺血，委中有调畅胃肠气机，降逆止泄的作用。委中为膀胱经之合穴、膀胱腑下合穴，"合治内腑""合主逆气而泄"。针刺委中穴能清血分之毒热，毒热之邪得解，气机复常，故病速愈。尤其西医中所言的急性胃肠炎有着特效作用。四花外穴治疗急性肠炎是董师所言的主治功效之一，主张刺血运用，并且言之为刺出黑血，此部位刺血不仅能治疗本病，主治甚为广泛，是董氏奇穴重要的刺血部位，临床运用时在这一部位找瘀络点刺出血即可。

肠门穴在以腕部为中心之太极全息对应中，在大肠部位，其穴从经脉来看，处在小肠经脉上，小肠为分水之官，利湿作用极强，能治疗肠道疾病，故董师名为肠门，"门"者，有开阖出纳及直达之意，肠门直通于肠，作用于肠道疾病，故对急性腹泻有很好的作用，为加强其疗效，常以肝门穴为倒马针加强其功效。足五金、足千金二穴名为"金"，金应于肺和大肠，因此二穴主治咽喉疾病和肠道疾病，在其主治中董师言能治急性肠炎，笔者在临床也经常运用二穴治疗相关疾病，确能收到临床佳效。

笔者在传统针灸中治疗急性肠炎以水分、天枢、上巨虚三穴最为常用。在治疗急性腹泻时要及时迅速处理，以免发生脱水和电解质紊乱现象，治疗时要合理适当饮食，忌食生冷、辛辣、油腻之品。

七、泄泻（慢性腹泻）

泄泻也即腹泻，这里指的是慢性腹泻，多见于西医所言的结肠炎类疾病，病势缓慢，病程较长，泄泻多呈间歇性发作。表现为大便时溏时泻，迁延反复，饮食不当或感受寒湿则便次增多，便质变稀，常伴有腹痛及肠鸣。中医认为本病的发生多因感受风、寒、暑、湿邪气，饮食不节、情志失调、脾胃虚弱、脾肾阳虚等因素而致。所以在中医中根据其病因还有"湿泻""寒泻""脾虚泻""五更泻"等称谓。

慢性腹泻多数迁延难愈，一般治疗较为棘手，针灸治疗有着较好的疗效，值得临床推广运用。

特效用穴

四花下穴、腑肠穴；肠门穴；足千金穴；门金穴。

临床运用及说明

慢性腹泻多指的是慢性肠炎，在董师所著的《董氏奇穴正经奇穴学》中有诸多的穴位可治疗这类疾病，刺血用的四花中穴、三江穴、腑巢二十三穴，毫针用的指五金穴、指千金穴、门金穴、四花下穴、腑肠穴、水腑穴等。这些穴位运用中多数既能治疗急性腹泻也能治疗慢性腹泻，而只是慢性腹泻治疗时间更长一些，在治疗时更要注意调节生活，注意合理起居饮食，这对治疗极为重要。肝脾不和而致的腹泻以肠门穴、肝门穴为用；腹泻伴有腹痛时以门金穴为最佳，或慢性肠炎急性发作时以肠门穴、门金穴为主穴；脾胃虚弱而致的慢性腹泻以四花下穴、腑肠穴为主穴；五更泻时以门金穴或通肾穴、通胃穴为常用。临床一定要根据病性和伴随的症状选择用穴。

在传统针灸中笔者以神阙穴、关元穴、天枢穴、三阴交穴为常用，并在临床运用时常以艾灸为主要的方法，确能收到非常好的疗效，具有操作简单、疗效高的特点。治疗时一定注意调适生活，这极为关键。

第五节 肝系病症

一、眩晕

眩晕是目眩和头晕的总称，以眼花、视物不清和昏暗发黑为眩；以视物旋转，或如天旋地转不能站立为晕，因两者同时并见，故称眩晕。引起眩晕的疾病种类很多，西医临床根据眩晕的不同有多种分类方法，根据眩晕的性质可分为真性眩晕和假性眩晕；根据病变的解剖部位可分为系统性和非系统性眩晕；按照病变部位和临床表现不同又分为周围性与中枢性眩晕。

中医学认为本病的发生多与忧郁恼怒、恣食厚味、劳伤过度及跌仆外伤等有关。情志不舒，气郁化火，风阳升动，或急躁易怒，肝阳暴亢，而致清窍被扰，即"诸风掉眩，皆属于肝""无风不作眩"；嗜食肥甘厚味，脾胃健运失司，聚湿生痰，痰湿中阻，清阳不升，浊阴上蒙清窍，即"无痰不作眩"；素体虚弱，或病后体虚，气血不足，清阳不展，清窍失养，或过度劳伤，肾精亏耗，脑髓不充等，即"无虚不作眩"；以及跌打损伤，瘀血阻窍，"瘀血致眩"。可见眩晕病因复杂，临证当应仔细甄别，方能针到立效。

特效用穴

正会穴；灵骨穴；通关穴、通山穴、通天穴；六完穴、火硬穴；人皇穴、肾关穴。

临床运用及说明

眩晕病因复杂，种类繁多，因此董师对眩晕的穴位设列也较多，几乎各个部位均有治疗眩晕的穴位，如手指部的中间穴，手掌部的中白穴，下臂的火腑海穴、肠门穴，上臂部的富顶穴、后枝穴、支通穴、落通穴，足部的火菊穴、火硬穴、火散穴、火连穴，小腿部的肾关穴、四花上穴、人皇穴，大腿部的通关穴、通山穴、通天穴、中九里穴，头面部的水通穴、水金穴、后会穴，后背部的水腑穴。穴位之多，遍及之广，由此说明了本病的重要性及复杂性。这么多的穴位如何进行有效的选用呢？若想准确用穴，仍离不开相关的辨证，只有合理的辨证用穴，方能发挥每穴的特效功用。

中医有"无虚不作眩"，可见虚证是导致眩晕的重要原因，气血不足或肾气亏虚是主要原因，气血不足而致的眩晕首选灵骨穴，灵骨穴在手阳明经脉上，阳明气血充盛，贴骨而应肾，故温补气血甚效，常与大白穴倒马针，加强温补气血的作用。肾虚而致的眩晕可有诸多的穴位选用，有人皇穴、肾关穴，可以单用，也可以倒马针运用，还有水金穴、水通穴治疗肾气亏虚而致的眩晕，笔者以人皇穴用之最多，若是肺肾不足时可用水金、水通二穴。"诸风掉眩，皆属于肝""无风不作眩"，这说明肝风内动是致晕的重要原因，肝风而致者常用上三黄穴、六完穴、火硬穴、中九里穴，这几个穴位皆有非常好的疗效，笔者以六完穴最为常用。六完穴与侠溪穴相近，侠溪为胆经的荥穴，具有清泻肝胆之火的作用，对肝阳上亢而致的眩晕具有特效。血液循环系统而致的眩晕以通关穴、通山穴、通天穴最为有效，有调整血液循环的作用，通过强心补血而改善眩晕，可用于脑供血不足及心肌供血不足而致的眩晕。正会穴与百会穴相符，百会穴居一身之最高，与肝经相会，有平肝息风之效，又是督脉与三阳之交会穴，督脉入脑，具有镇静的作用，督脉又是人体诸阳经脉的总会，统领一身之阳气。因此正会穴就是治疗眩晕的要穴，常与他穴配合运用而获取疗效。传统针灸中，除了百会穴以外，还有曲池穴、内关穴、风池穴为常用，是治疗眩晕的基本用穴。

针灸治疗眩晕疗效较好，虽然引起眩晕的病因病机繁杂，但是在眩晕的发作急性期，均以止晕为主，缓解期以治本为主的治疗原则。

二、痫病

痫病是一种反复发作性神志异常的病症，又名为"癫痫"，俗称为"羊痫风"。临床以突然意识丧失，甚则仆倒，不省人事，强直抽搐，口吐涎沫，两目上视或口中怪叫，醒后一如常人为特征。发作前可伴有眩晕、胸闷等先兆，发作后常有疲倦乏力等症状。本病多因七情失调，先天因素，精神因素，脑部外伤，六淫之邪，饮食不节，劳累过度，或患他病后，造成脏腑失调，痰浊阻滞，气机逆乱，风阳内动所致，而尤以痰邪作祟最为重要。

特效用穴

上三黄穴；通关穴、通山穴、通天穴；火枝穴、火全穴；上瘤穴；正会穴、镇静穴。

临床运用及说明

董师对癫痫病的设穴较少，仅有肾关穴、金前下穴和金前上穴，翻阅已出版的董氏奇穴相关专著及资料报道，对三穴用于本病治疗经验运用发挥较少，尤其金前下穴和金前上穴对本病的运用经验报道甚少。董氏传承人对治疗癫痫病的运用多从不同的辨证发挥运用，为此临床有诸多的治疗经验，如赖金雄医师有用火枝穴、火全穴配土水穴治疗癫痫病，治疗1个多月可根治的经验。赖医师还有用通关、通山、通天三穴中任取二穴再配上三黄穴治疗癫痫病久扎会治愈的经验。杨维杰医师从"针方应对理论"创用火枝穴、火全穴配肾关穴治疗本病的经验。胡丙权医师以上三黄穴配正会穴、前会穴、后会穴、正筋穴、灵骨穴治疗特效的经验。这都是董氏传人的临床运用发挥，这种百花齐放的临床经验，使得董氏奇穴大放异彩，充满了生机与活力。

笔者在治疗本病时主要从两个理论方面用穴：一是根据督脉入脑，督脉有极强的镇静安神作用，通过传统针灸的用穴足以证明这一点，在督脉穴位中大多数均有这一治疗功效，笔者在临床也是这样运用，在临床曾治疗过多例癫痫病患者，均获取了显著疗效，如笔者所治疗的3例儿童癫痫患者，此3例患者发病均极为频繁，并经省级医疗机构所确诊，来诊所用均是督脉穴位，每次用穴不超过5个穴位，均经针刺后，皆未再发作，经过治疗一定时间后，至今患者未再发病；二是根据肝风内动、肝主筋的理论，患者发病均为抽动痉挛表现，根据肝主风、主筋的理论，笔者以上三黄穴为常用，上三黄穴作用于肝，所以用之。因此就有了笔者在临床上用三黄穴（作用于肝），正会穴、镇静穴（二穴在督脉上）、神门穴治疗本病的基本用方，临床效果确实。笔者用这一处方不仅用于治疗本病，而且治疗颤证（以头部或肢体摇动、颤抖为主要临床表现的病症）也获得了显著疗效，如西医学所言的帕金森病、特发性震颤等一类疾病，临床也治疗数例相关患者，取效理想。

三、胁痛

胁痛是指一侧或两侧胁肋部疼痛而言，是临床常见的一种症状。胁，指侧胸部，为腋以下至第12肋骨部的总称。中医认为，胁痛的发生常与情志不遂、饮食所伤、外感湿热、劳欲久病等因素有关。《灵枢·五邪》指出："邪在肝，则两胁中痛。"《素问·藏气法时论》说："肝病者，两胁下痛引少腹。"胁肋部为肝胆经络所过，胁痛的形成多与肝胆疾患有关，所以其病位主要在肝、胆，又与脾、胃、肾有关。病机多为气滞、血瘀、湿热等邪阻闭，肝胆脉络不通，或阴血亏虚，肝络失养。

在前面已经介绍了体表胸胁痛的内容，见胁肋痛章节，在本章节中详述的是内脏胁痛内容，可见于西医学中的急慢性胆囊炎、胆石症、胆道蛔虫症、急慢性肝炎、肝硬化等内脏疾病。主要表现为上腹部或右上腹疼痛胀闷，可有明显的压痛，疼痛时重时缓，可伴有口苦纳呆、嗳气频频、寒战发热等表现。

特效用穴

肝门穴（急性肝炎最有效）；上三黄穴（以慢性肝炎及肝硬化为主）；木炎穴（以急性肝炎为主）；火枝穴、火全穴（以胆囊炎为主）；木斗穴、木留穴（以肝脏硬化为主）；木枝穴（以胆结石为主）。

临床运用及说明

这一篇章主要介绍的是内脏疾病而引起的胁痛，也就是因肝胆疾病而导致的疼痛症状，包括了西医学诸多的疾病，如急慢性肝炎、急慢性胆囊炎、胆结石、肝脏硬化及肿大等肝胆系列疾病，均可参阅本节内容治疗。

急慢性肝炎在现代临床治疗中则是较为棘手的疾病，因为所有的药物均从肝脏来分解，当肝脏自身有了疾病之后，肝脏功能就会下降，若是再用大量的药物就会加重肝脏的负担，损伤肝脏，因此不用药物来治疗就是一个首选的方法，针灸就可以通过调整自身功能来达到有效的治疗，可惜的是，在现代有了肝病而能自动接受针灸治疗的患者甚少，这当是在肝病方面需要加大力度来研究与推广的一个可行方法。笔者在临床曾以针灸治疗过数例肝病患者，获效理想，尤其是急性肝炎疗效佳，所以值得临床重视与推广运用。

急性肝炎针灸治疗效果良好，在董氏奇穴中董师指出肝门穴治疗急性肝炎具特效，本穴对急性肝炎临床运用确具佳效，因肝在右侧，所以董师强调治疗时以左手为主（一般没有必要双侧都针，临床应当注意），对肝炎引起的肠炎加配肠门穴为倒马针，治疗效果甚佳，董师在操作中有针下后立止肝痛，将针向右旋转，胸闷即解（这是指当捻转肝门穴后胸胁部症状而立解）；将针向左旋转，肠痛亦除（这是指当捻转肠门穴后腹痛就会立即解除）的操作技巧。木炎穴作用于肝，炎为火之意，由此可明确木炎穴用于木旺上火之病，董师在治疗作用中言本穴能治疗肝炎、肝肿大、肝硬化之疾病，通过临床运用来看，本穴对急性肝炎最具特效，对解除各种肝病引起的相关症状（如口苦、易怒、烦躁、胁痛等）有极佳的效果，犹如传统针灸行间穴。也就是急性肝病以肝门穴、肠门穴倒马针为本病的治疗主方，也可根据症状配用木炎穴。

上三黄穴应于肝，可治疗各种肝病，对肝病有广泛的治疗作用，急慢性肝炎均有效，但临床以慢性肝炎最为主要，一般三穴同用，也可以配用肝门穴，急性肝炎时则仅以明黄穴配肝门穴、肠门穴同用即可。顽固性患者可加用上曲穴刺血，在本穴的运用中董师以三棱针点刺治疗肝硬化和肝炎。慢性肝炎以上三黄穴为主，也可以配用肠门穴，顽固性患者加用上曲穴刺血。

再就是肝硬化的治疗，肝硬化为西医之病名，属于中医"胁痛""黄疸""癥瘕""积聚"等范畴，肝硬化治疗更为复杂棘手，临床治疗与慢性肝炎方法基本相同，本病的治疗更注重了刺血的运用，刺血主要在上曲穴的运用中，董师强调用此穴刺血可以治疗肝硬化或肝炎，除了在本穴刺血之外，亦可在传统针灸背俞穴肝俞部位刺血。毫针的运用笔者在临床中除了以上三黄穴为主穴之外，亦常以木斗、木留二穴为用，木斗、木留二穴所处的位置在胃经上，而应于木，作用于肝脾，是治疗肝脾两脏疾病的要穴，对肝硬化、脾肿大均具有确实的功效，肝硬化患者均有肝脾同病的情况，因此木斗穴、木留穴是非常对症的穴位。笔者用针灸治疗过 5 例肝硬化患者，经治疗后生存期均超过 3 年，其中 3 例患者至今较为健康，并已停药，生存期均超过 5 年。

以上肝病是临床常见的疾病，也是复杂性的疾病，在临床非一穴一法所能解决，这里只是提供了一个治疗思路，相关疾病以此为主穴，其根本治疗仍离不开辨证的思路，辨证结合用穴。

胆囊炎及胆石症是西医临床极为常见的疾病，现代西医处理往往得不到有效解决，常反复发作，针灸处理极为有效。在董氏奇穴中可有诸多的穴位运用，治疗肝病的上三黄穴组，作用于胆的火枝穴、火全穴，面部的木枝穴等均可运用。董师有用明黄、其黄、火枝三穴同时下针治胆囊炎的经验，临床运用确有其效。治疗胆囊炎笔者在临床以火枝穴、火全穴为主穴，配木枝穴或其黄穴最为常用，传统针灸笔者以胆腑下合穴阳陵泉、经外奇穴胆囊穴、胆经原穴丘墟最为常用；治疗胆结石以木枝穴最为常用，木应于肝，胆为肝之分支，因作用于胆（治疗肝虚、胆虚、胆结石、小儿夜哭），故称为木枝，本穴主要补胆虚为用，对胆结石治疗具有特效，是胆结石运用之主穴。董师有用火全、火枝、其黄三穴治疗胆结石止痛的临床运用，三穴合用治疗胆结石止痛有确切的疗效，有很好的止痛之效，也有排石之功。笔者在临床治疗胆结石则以木枝穴为主穴，配用火枝穴、火全穴或配其黄穴为基本处方。

四、黄疸

黄疸是消化系统疾病的常见症状之一，可见于多种消化系统疾病中，尤其是肝胆疾病，如西医临床中的急慢性肝炎、胰腺炎、胆囊炎、胆石症、肝硬化及肝、胆、胰腺肿瘤等疾病，在某一时段常以黄疸为主要表现，凡临床以黄疸为主要表现的疾病均可参阅本章节。黄疸主要以目黄、肤黄、尿黄为主要症状，其中尤以目睛黄染为重要特征。发生黄疸的原因主要是脾湿胃热，蕴伏中焦，胆液不循常道而溢于肌肤所致。就其性质，可分为阳黄与阴黄两类。

阳黄主要表现为身黄、目黄，颜色鲜亮，发热口渴，小便黄赤短少，身重腹满，大便秘结，舌苔黄腻，脉弦数或滑数；阴黄主要表现为色泽晦暗，身重倦怠，纳少脘闷，神疲畏寒，口淡不渴，舌淡苔白腻，脉沉迟或濡缓。

针灸治疗黄疸古医家就留下了诸多经验，这说明针灸对黄疸的治疗有较好的作用，董氏奇穴也有诸多的穴位能够有效地处理。

特效用穴

上三黄穴；眼黄穴；火枝穴、火全穴、其黄穴；肝门穴、肠门穴；木斗穴、木留穴。

临床运用及说明

明黄、天黄、其黄三穴皆因能治疗肝病黄疸，故取其名为"黄"。临床治疗黄疸病有非常确实的作用，主要用于慢性肝病所致的黄疸，如慢性肝炎、肝硬化、肝癌等疾病皆可以上三黄为主穴，上三黄是通治黄疸的一个基本用穴，临床根据疾病调加相关的穴位可更具针对性的处理。慢性肝炎可仅用上三黄穴即可；若肝硬化或胆道占位性疾病常配木斗穴、木留穴；若是因胆囊发炎而致的慢性黄疸常以其黄穴配火枝、火全二穴治疗，这也是董师治疗黄疸病的基本用方。急性黄疸则以肝门与肠门倒马为主穴，可配眼黄穴或明黄穴治疗。

传统针灸治疗黄疸病主要以化湿利胆退黄为治则，笔者在传统针灸中以至阳、阳纲、腕骨三穴为常用。针灸治疗黄疸有较好的效果，尤其对急性黄疸型肝炎最为特效。

黄疸因病情复杂，病情多较重，因此临床治疗应当明确辨证，治疗原发疾病为本，退黄为标，在此针对性地用穴仅是组方的一个思路。

第六节　肾系病症

一、水肿

水液潴留在体内，泛溢肌肤而引起头面、眼睑、四肢、腰背甚或全身浮肿的症状称为水肿。中医学认为，水肿是全身气化功能障碍的一种症状表现，常因风水相搏、水湿浸渍、湿热内蕴、脾虚湿困、阳虚水泛，致肺、脾、肾三脏功能失调，三焦水道失畅，水液停聚，泛溢肌肤而成。《金匮要略·水气病脉证并治》根据病因和脉证的不同，将水肿分为风水、皮水、正水、石水和黄汗五种类型。由于水邪偏胜于某脏，就会出现某脏的病症，因此又有心水、肝水、肺水、脾水和肾水之五脏水的名称，可见水肿之疾较为复杂，牵及脏腑多，涉及的病种多。水肿虽然病因多、疾病复杂，历代医家对水肿病分类虽有所不同，但目前临床多以朱丹溪的阴水和阳水的分类法为主要运用。

阳水起病急，初起多自面部开始，较为迅速波及全身，水肿以腰部以上为主，皮肤光亮，按之凹陷易复，胸中烦闷，甚则呼吸急促，小便短少而黄，苔白滑而腻，脉浮滑或滑数；阴水起病缓慢，多自下肢足跗开始，逐渐波及腹、背、面部，水肿时起时消，按之凹陷难复，气色晦暗，小便清利或短涩，舌淡，苔白，脉沉细或迟。

水肿一症常见于西医学中的肾病、心衰、肝硬化、贫血、营养障碍、内分泌失调等疾病中。可见疾病复杂而顽固，在此用穴仅是治疗本类疾病的一个用穴思路，临床治疗仍离不开辨证的基础。

特效用穴

下三皇穴；通肾穴、通胃穴、通背穴；中白穴、下白穴；水曲穴；水相穴、水仙穴。

临床运用及说明

通过以上概述可明确引发水肿的病因极为复杂，牵及的脏腑较多，因此临床治疗较为棘手，因此董师对水肿的治疗也设列了较多的穴位，所设之穴主要针对肾性水肿。如中白穴、下白穴、水相穴、水仙穴、下三皇穴、通肾穴、通胃穴、通背穴，均是以治疗肾病水肿为主。除了以上主要针对肾性疾病而致的设穴之外，另外还记载人宗穴、四花下穴、腑肠穴治疗水肿的运用。

水相穴与传统针灸的肾之原穴太溪穴极为相近，太溪穴是传统针灸治疗水肿的要穴，因此水相穴也就有此功效，临床治疗时多与水仙穴倒马运用。下三皇穴与通肾穴、通胃穴、通背穴均在脾经上，其治均作用于肾，因此具有脾肾同调的功效。治疗肾性水肿主要治法就是从脾肾论治，所以此二穴组最合节拍，故成为治疗肾性水肿的重要穴位。笔者在临床治疗肾性水肿则以天皇穴与通肾穴最为常用；对其他原因而致的水肿，尤其是全身水肿，笔者以通肾、通胃、通背中的任意二穴为倒马针最为常用；四肢水肿笔者以中白穴配水曲穴最为常用。

传统针灸治疗本病则以辨阳水、阴水为要，阳水治疗以肺、脾经为主，表证解除后则以阴水为治；阴水则以脾、肾经为主。临床整体调理以阴陵泉、复溜、水分、气海四穴最为常用，面部水肿以水沟穴为常用，足跗浮肿以足临泣、商丘二穴为常用。

二、癃闭

癃闭是泌尿系统疾病中常见的一个症状，相当于现代医学中的"尿潴留"。是一种疾病两个阶段的表现，癃闭均是指排尿困难，只是程度的不同。癃是尚能小便，但是出现了排尿不畅，点滴而出，病势一般较为缓慢；闭则是指小便完全不能排出，病情发展较为迅速。因两者多相互转化，故常一并论述。

中医学认为本病的发生是因湿热下注、肝郁气滞、肾气亏虚以及尿路瘀阻等导致了三焦气化不利，膀胱开合失司而致。其病位在膀胱，又与三焦关系密切。正如《内经》所说："膀胱者，州都之官，津液藏焉，气化则能出焉。"

癃闭这一症状常见于西医学中的前列腺增生、前列腺肥大、前列腺肿瘤、膀胱炎、膀胱颈挛缩、膀胱肿瘤、尿道结石以及应用某些药物导致或各种手术后而致。这些疾病针灸治疗均可参阅这一章节。

特效用穴

马快水穴、六快穴（针对膀胱疾病）；天皇穴、四花上穴；火主穴（针对膀胱炎）。

临床运用及说明

笔者在临床曾治疗过多例癃闭患者，一般均取效理想，所治患者多是以男性前列腺疾病和女性产后为多见。笔者传统针灸治疗常以膀胱的募穴中极穴为主穴，本病病位在膀胱，膀胱为六腑之一，根据"阳病行阴"的理论，腑病取之募穴。其穴处在膀胱所在的位置，所以具有直接疏调膀胱气化，而通利小便的作用，笔者一般是针灸并用，多有立竿见影的功效。如在 8 年前，曾治疗一名老年男性因前列腺增生而致尿闭，急到医院就诊，当时医院建议先导尿后再手术的治疗方法，当时老者不愿接受手术，其女儿是笔者的一名患者，故急转到笔者处针灸治疗，来诊后一边用粗艾条艾灸中极穴部位，一边用指压法按压中极穴，经 15 分钟左右就能开始渐渐沥沥排尿，经过 1 个小时左右的治疗，潴留的尿液基本排净。一般所有的癃闭患者急性发作笔者均以中极穴为主穴。

董氏奇穴中马快水穴是治疗膀胱疾病的要穴，可用于膀胱结石、膀胱炎、小便频数的治疗，因治疗膀胱疾病作用迅速，古曰"马"。马快水穴治疗癃闭效果也确实，以马快水穴或六块穴倒马运用效果更好。火硬穴近于肝经荥穴行间穴，足厥阴肝经"循股阴，入毛中，环阴器，抵小腹"，是经络所行的运用，尤其是中医辨证为下焦湿热者疗效极佳。天皇穴、人皇穴与传统针灸的阴陵泉穴、三阴交穴相符，二穴均为脾经之穴，在传统针灸中二穴是历代治疗本病的要穴，二穴合用具有疏肝、健脾、益肾，行气化瘀，通利小便的作用。

传统针灸中笔者以中极穴为基本用穴，前列腺疾病以秩边透水道穴最为常用，产后尿潴留以水道穴最为常用。

针灸治疗癃闭疗效确实，当闭证发生则为急证，因此及时正确的处理极为关键，闭证发生则是膀胱急性水肿而致，因此及时消除水肿是关键，艾灸有很强的渗透力，灸之具有宣散通阳开结的作用，若阳通结散，能够较快地改善膀胱的水肿，所以艾灸治疗癃闭证急性发作具有确实的作用，笔者在临床通过多例患者的治疗也验证了这一点。

三、淋证

淋证是指小便频数，滴沥刺痛，尿之不尽，小腹拘急或痛引腰腹为主要特征的一种尿路系统疾病。中医学认为，淋证病因可因外感湿热、饮食不节、情志失调、禀赋不足或劳伤久病。主要病机为下焦湿热，热移膀胱，导致膀胱气化不利；或年老，或劳伤，脾肾气虚失于固摄而膏脂下泄；或阴虚火旺，虚火灼伤络脉。中医学根据症状和病因病机，可将其分为热淋（指的膀胱炎、尿道炎）、血淋（伴有小便出血）、石淋（指的泌尿系结石）、气淋（指的小便困难）、膏淋（指的乳糜尿）和劳淋（指的肾虚）六种。

淋证可见于西医学中的尿路感染、尿路结石、急慢性前列腺炎、尿道综合征和乳糜尿中，这些疾病均可参阅这一章节的治疗。针灸治疗具有取穴少、见效快的优势。

特效用穴

通肾穴、通胃穴、通背穴；下三皇穴；马快水穴；六快穴、七快穴；火硬穴。

临床运用及说明

淋证主要包括了现代医学中所言的泌尿系感染和泌尿系结石这一类疾患，因此用穴主要针对这两个方面。马快水穴是董师专用于膀胱结石和膀胱炎的治疗，因膀胱结石导致的石淋或因膀胱炎导致的热淋用马快水穴均是对症用穴，具有特效的作用；六快穴、七快穴是针对尿道结石、尿道炎的治疗，凡因尿道炎症或因尿道结石而致的淋证就以二穴倒马针对症处理；火硬穴与传统针灸之行间穴相近，行间为肝经之荥穴，"荥主身热"，肝经绕阴部一周循行，所以行间穴能清泻下焦湿热，治疗尿道炎、膀胱炎甚效。火硬穴与行间穴相近，因此火硬穴也有特效作用。笔者在临床经常以此穴为主穴治疗尿频、尿急（中医辨证下焦湿热）的患者获得特效。如所治一名男性患者，因劳累缺水导致尿频、尿急、尿痛等尿路感染症状，来诊之前每隔20分钟左右即要排尿，来诊后即针刺火硬穴与中极穴，即刻感觉小腹舒适，不再有尿意之感，30分钟取针后，症状消失。

下三皇穴与通肾穴、通胃穴、通背穴均是董师用于本病治疗的穴位，所有穴位均在脾经上，但董师定为肾经，作用于肾，具有脾肾同调的功效。对于禀赋不足或劳伤久病虚证患者取用肾三通（通肾、通胃、通背）有着较好的疗效，可针对膏淋、气淋、劳淋的患者用针。

传统针灸中笔者以中极、气海、三阴交、行间、阴陵泉穴为常用之穴。

四、泌尿系结石

泌尿系结石是一个概称，包括了肾、输尿管、膀胱和尿道多个部位的结石。临床以突然发生的剧烈腰痛且牵引少腹，并有尿路不畅，排尿困难，甚至在排尿时突然中断，尿中常常带血。腹痛、腰痛一般多发生于一侧，有时疼痛往往突然加剧，并向下放射至会阴部，疼痛难忍，以至出现面色苍白、出冷汗、呕吐等现象，这种情况被称为肾绞痛。

本病属于中医学"石淋""砂淋""血淋"等范畴。中医学认为，饮食不节、下焦湿热、肾阳不足而致结石是本病的发病基础；机体排石过程中，结石刺激脏腑组织是发生绞痛的直接原因；结石伤及脏腑组织黏膜、血络则会出现尿血的现象。

针灸对结石的止痛有着确实的作用，多有立竿见影的功效，是解决结石疼痛的一种有效方法。

特效用穴

水愈穴（针对肾结石，点刺出血）；马金水穴（针对肾结石）；马快水穴（针对膀胱结石）；六快穴、七快穴（针对尿道结石）。

临床运用及说明

董师在水愈穴的主治中有治疗肾结石的功效，并在运用中指出用三棱针扎出黄水者，可为主治肾脏的特效针。这说明治疗肾脏疾病以及肾脏结石可用刺血的方法，以刺出黄水者为有效，也说明在点刺时不宜太深，刺破皮即可。马金水穴对肾结石有特效，马快水穴治疗膀胱结石特效，二穴相距甚近，马快水穴在马金水穴直下4分，在临床常以二穴为倒马针治疗肾结石、膀胱结石，均有特效，针刺后多能立止疼痛，其效犹如马之速度快也，古曰"马"。因作用于肾，称之为"水"。所以有了马金水、马快水之称。笔者治疗肾结石先在水愈穴浅刺出黄水，再以马金水为主穴与马快水倒马毫针刺。传统针灸笔者以肾俞穴、气海穴、太溪穴为常用。膀胱结石以中极穴、水道穴为常用；六快穴与七快穴均是尿道结石的特效针，二穴倒马运用功效强大，因对尿道结石的止痛作用快捷，效力迅速，故称之为"快"。传统针灸治疗尿道结石，笔者以三阴交穴与中封穴为常用。通过这几组穴位的运用，可以看出董氏奇穴穴位运用分辨率极高，董师用穴极为细腻，治疗肾结石、膀胱结石、尿道结石各有相关的特效穴相应对。

五、遗精及早泄

在非性交的情况下精液自泄，称为遗精，又名遗泻、失精。因梦而泻称为梦遗，无梦而泻称为滑精。青壮年偶有遗精，过后无其他症状者，这属于"精满自溢"的生理现象，不作病论，也无须治疗。中医学认为，遗精与所求不遂，情欲妄动，沉溺房事，精脱伤肾，或劳倦过度，气不摄精，或饮食不节，湿浊内扰等原因有关。早泄是指在房事时过早射精而影响正常性生活，中医学认为多与情志内伤，湿热侵袭，纵欲过度，心肾不交，久病体虚有关。遗精与早泄的病位均在肾，其基本病机均为肾失封藏，精关不固，所以一同来论述。

特效用穴

地皇穴、人皇穴；水腑穴；通肾穴、通胃穴、通背穴；正会穴、镇静穴、水腑穴（针对早泄）。

临床运用及说明

通过以上用穴就非常明确地看出了治疗原理，用穴均作用于肾，这是因为遗精与早泄病位在肾，肾失封藏，精关不固为二者之病机，所以益肾固精是共同治法，但是二者又有不同，早泄与心理和情绪因素有重要的关系，所以在治疗时不能仅仅益肾固精，还要加强安神定志的调理，因此笔者在治疗早泄时常加用镇静安神的穴位施以调理，如上方中的正会穴、镇静穴就是以起到安神定志的功效，有助于精关的固摄。在遗精的治疗中主要是强化肾气，增强其固摄作用，以调补肾气为主。以上用穴董师均从补肾而设穴，下三皇穴与通肾、通胃、通背三穴均是董师用于补肾的要穴，其治疗功效也言明了有治疗遗精与早泄的作用。水腑穴就是传统针灸的肾俞穴，肾俞是肾的背俞穴，具有阴阳同补同调的功效。笔者在传统针灸运用时主要以灸法最为常用，功效更好。

笔者在治疗遗精时以人皇穴配地皇穴最为常用，症状较重时可加用肾关穴；早泄时以正会穴、镇静穴、水腑穴为常用，水腑穴灸之。传统针灸中以志室穴最为常用，志室为藏志之室，疗效特别好，早泄严重时再配以神门穴。

六、阳痿

阳痿即指成年男子未到衰退年龄的时候，有性欲要求时，阴茎不能勃起或勃起不坚，因而不能够进行正常的性生活，就称之为阳痿。在古代称之为"阴痿"，在张景岳的《景岳全书·阳痿》中称之为"阳痿"，自后一直称之为本名。中医认为本病的发生则是由于命门火衰，房劳太过，或年少时误犯手淫，或早婚，以致精气亏虚，命门火衰，故成为本病。

在西医学中称之为阴茎勃起功能障碍，是男性性功能障碍最常见的一种类型。目前西医往往仅是治标的作用，而不能达到根本调整，针灸方面有着较好的作用，不但有即时的疗效，且具有调整根本的优势。

特效用穴

人皇穴、地皇穴、正会穴；肾关穴、人皇穴。

临床运用及说明

肾主生殖，开窍于二阴，肾阳不足，命门火衰，生殖机能衰退而见阳痿，这是临床最主要的病因，因此调补肾阳最为重要，传统针灸以命门、关元二穴艾灸作用最有效，这是笔者在临床治疗命门火衰而致的肾阳不足最常用的方法。董师在设穴中也是以此而用，所设穴位有地皇穴、人皇穴、水腑穴、通肾穴、通胃穴、通背穴，均是从补肾的原理而设。在董氏奇穴中笔者以肾关穴配人皇穴最为常用，肾关穴具有大补肾阳的作用，人皇穴与三阴交相近，具有健脾、疏肝、补肾的功效，二穴合用，具有通络益肾、补肾壮阳的作用。本病许多患者与心理因素有重要的关系，因此宁心安神的治疗也十分重要，对情绪敏感的患者加强宁心安神的治疗，在补肾的基础上加用正会穴对宁神、升提作用更佳。

第七节　其他病症

一、消渴

消渴就是现代医学中所言的糖尿病，已是目前全世界常见病、高发病，成为当前困扰人类的重要疾病之一，因其治疗棘手，难以治愈，并发症多，故有"不死癌症"之称。早期患者往往没有特殊表现，多在健康查体或其他疾病时发现血糖与尿糖指标超出正常范围而被诊断。到了发展中期主要以多饮、多食、多尿、消瘦为主要的症状表现，被称为"三多一少"。中医临床根据患者突出的某一症状表现又分为"上消"（主要以口渴为主，属肺燥）、"中消"（主要以饥饿能食为主，属胃热）、"下消"（主要以尿多为主，属肾虚）。久病可引发相关的并发症，常见于心血管、肾脏、眼睛、皮肤、关节、神经病变等并发症，严重时可导致酮症酸中毒。在临床中有"糖尿病不可怕，可怕的是并发症"之说，确实如此，一旦有了并发症就缠绵难愈，治疗十分棘手，因此务必及时防范，有效地防止各种并发症的出现。

中医学认为，本病的发生主要为燥热和阴伤两个方面，阴伤为本，燥热为标。其病变脏腑可涉及肺、脾、肾三脏，遍及上、中、下三焦。临床治疗时，要以这几个方面为辨证理念，也就能抓住其根本了，从而也就能得心应手地处理每一个棘手的患者。

特效用穴

下三皇穴；通肾穴、通胃穴、通背穴；天宗穴、四肢穴、水相穴。

临床运用及说明

以上所用穴位除了水相穴之外均是董师所设治疗本病的穴位，由此可见，董师对本病的治疗也极为重视，这些所用穴位除了天宗穴之外主要是以补肾为用，下三皇穴与通肾穴、通胃穴、通背穴在一条线上，均在脾经上，但均作用于肾。中医认为本病的发生与脾肾关系最为密切，因此从健脾补肾入手则为有效之法，所以下三皇穴与通肾穴、通胃穴、通背穴则为最对症的运用。下三皇穴治糖尿病，取肾关穴及地皇穴时均应斜刺以透脾、肝、肾三经，人皇穴与三阴交相近，三阴交为脾、肝、肾三经之交会穴，针刺时仍以贴胫骨直刺。天宗穴在肺经上，其处肌肉肥厚而应脾，因此有肺脾同调的作用。消渴则是缠绵难愈的疾病，因此治疗时程比较漫长，需要一定时间的坚持治疗。传统针灸中笔者以养老、阳池和胃脘下俞三穴用之最多，通过长期临床发现，养老穴对早期轻中度的消渴患者有较佳的疗效，可仅用本穴就能发挥很好的疗效。因为本病治疗时程长，因此在临床分为两组穴位交替运用，这样既避免了穴位的疲劳性，提高了疗效，又减轻了患者的痛苦。一组为天皇穴、肾关穴、水相穴、阳池穴；一组为通肾穴、通胃穴、天宗穴、养老穴。

附 血糖过低特效用穴

上三黄穴配肾关穴；下三皇穴配四花上穴。

说明

血糖过低是胰腺功能紊乱的表现，一般的方法难以达到有效处理，穴位具有双向调节作用，通过合理地用穴，可以有效地调节胰腺的功能，使其恢复正常的作用。

二、瘿病

瘿病是指以颈前喉结两侧肿大结块、不痛不溃、逐渐增大、缠绵难愈为主要表现的病症。俗称为"大脖子病"，又称为"瘿气""瘿瘤""瘿囊"等。中医认为，本病的发生主要是气、痰、瘀互结于颈部而致。

西医学中的单纯性甲状腺肿、甲状腺功能亢进症（包括突眼性甲亢）、单纯性甲状腺瘤、甲状腺结节等，均归属中医的瘿病范畴。

近些年，由于生活节奏的加快，物质生活欲的增强，工作压力的增大，本病则呈明显的上升趋势，已成为临床常见病、多发病。目前对这类疾病尚缺乏有效的治疗方法，通过长期的临床治疗来看，针灸对本病治疗则有着极大的发展前景，值得临床重视。

（一）单纯甲状腺肿、甲状腺结节、甲状腺功能亢进症

特效用穴

足三重穴；足千金穴、足五金穴；外三关穴。

临床运用及说明

以上三种疾病为甲状腺不同病变。甲状腺肿是良性甲状腺上皮细胞增生形成的甲状腺肿大，非炎症、非肿瘤原因，不伴有甲状腺功能异常的甲状腺肿，最常见的原因是因碘的摄入量不足或各种原因所致的甲状腺激素合成减少所致；甲状腺结节是甲状腺组织的良性增生；甲状腺功能亢进因甲状腺功能发生了紊乱，产生了过多的甲状腺激素引起的甲状腺毒症。但从中医学来看，甲状腺肿、甲状腺结节及甲状腺功能亢进症其病因病机基本相同，其发生则是因气、痰、瘀互结于颈部而成。因此消瘀散结，理气化痰是这类病的主要治则。足三重穴活血化瘀是本穴的运用核心，其穴位在少阳胆经与阳明胃经之间，少阳主风，阳明主痰，主治风痰之症特效，因此足三重穴就具备了消瘀散结、理气化痰的功效，治疗上述疾病具有特效作用。外三关穴是外科疾病的特效穴，具有消瘤化瘀之效，在小腿上中下各刺一针，有理三焦、整体调整的作用。可与足三重穴交替用针治疗更具特效。足千金穴、足五金穴合用具有通治甲状腺及咽喉部疾病的特效作用。临床治疗时也可以适当配合传统针灸局部的穴位，能有效地提高临床疗效。

（二）突眼性甲亢

足驷马穴、下三皇穴；通关穴、通山穴配火主穴。

临床运用及说明

突眼性甲亢是甲亢的一种特殊类型，被称为毒性弥漫性甲状腺肿，是一种自身免疫性疾病，治疗更为复杂。因此其治疗与一般性甲亢有所不同，在治疗时一般将两组穴位交替用穴，有着较佳的疗效，无论近期疗效还是远期效果均较理想。

（三）甲状腺功能减退症

下三皇穴配灵骨穴；通关穴、通山穴配四花上穴。

临床运用及说明

甲状腺功能减退症，也就是俗称的甲减，常见于女性，是甲状腺合成分泌甲状腺素不足，或甲状腺激素生理效应不足，导致机体代谢降低的一种全身性疾病。中医认为，甲减的发生主要是因脾肾两脏虚弱或气血两虚而致。因此中医治疗主要以健脾补肾、调补气血为主要治则。下三皇穴处于脾经上，作用于肾，有脾肾同调的功效，灵骨穴温阳补气最具特效，下三皇穴与灵骨穴同用为一组处方，通关穴、通山穴与四花上穴为一组处方，两组穴交替运用，二组穴位合用有很好的疗效，无论改善症状还是对甲功指标的调整均有确实的作用。通过临床治疗观察，其治疗作用较为稳定，只要保持良好的情绪，甲功指标就能保持得较为稳定。

三、失眠

睡眠是每个人的日常基本生活内容，充足的睡眠、均衡的饮食和适当的运动，是国际社会公认的三项健康标准。正常情况下一个人有 1/3 的时间是在睡眠中度过，一个人的健康与睡眠有重要的关系，是健康不可缺少的组成部分。时下随着经济全球化、生活节奏快速化，从而也导致了睡眠障碍的普遍性，据世界卫生组织调查，全世界目前已有超过 27% 的人有睡眠问题，因此引起了国际社会的高度重视，在 2001 年发起了一项全球性的活动，将每年的 3 月 21 日定为世界睡眠日，可见，睡眠障碍已经成为全世界高度关注的健康问题。笔者通过长期临床来看，睡眠确实成为时下影响国人健康的一个重要问题，笔者在针灸治疗工作中，曾经在某一天治疗失眠的患者超过十几个人，失眠的患者之多由此可见一斑。

失眠可见于现代医学中的自主神经功能紊乱、焦虑症、抑郁症、围绝经期综合征等疾病中。

通过目前各种疗法对比来看，针灸治疗失眠具有很大的发展潜力，针灸疗法具有无不良反应、见效快、作用持续稳定、无耐受性、可重复性等多种优势特点。

特效用穴

耳尖及耳背（点刺出血）；中冲穴（点刺出血）；上三黄穴；下三皇穴；正会穴、镇静穴；通关穴、通天穴；火主穴、中九里穴、三叉三穴。

临床运用及说明

导致失眠的原因众多，临床治疗时应当先辨虚实，明确病因，方能获得显著疗效。对于实证失眠尤适宜刺血治疗，中医辨证肝火扰心及痰热扰心的患者在治疗时一般先刺血，心烦气躁宜选择在中冲穴部位刺血，耳尖及耳背刺血对各种失眠皆有一定的疗效，虚证患者可出血数滴即可，实证出血量宜多一点儿，两侧都刺，最好包括耳背瘀络的出血，轻症患者仅刺血就可以达到疗效，较重的失眠刺血再配合毫针刺，刺血一般一周 1~2 次即可。

正会穴与传统百会穴相符，镇静穴与印堂穴相符，二穴均为督脉之要穴，督脉入脑，具有很好的镇静安神作用，因此二穴治疗失眠具有特效，董师认为二穴有调节脑神经的功能，既可以仅用二穴治疗，也可以根据患者的虚实配用相关穴位。上三黄穴、火主穴及中九里穴均作用于肝胆，对肝郁气滞、心胆火旺及精神紧张所造成的失眠有很好的疗效。下三皇穴在脾经上，作用肾，主要用于虚证而致的失眠。通关之意是有通内关之意，有强心、调整血液循环的疗效，通天在上曰通"天"，亦有通心之意。中医认为心主神明，所以通关穴、通天穴能治疗失眠，尤其心气不足及心脾两虚的失眠最具特效。其穴位在胃经上，能调脾胃，其作用是通过"子能令母实"而养心，能养心而不会致心火旺。

传统针灸中笔者以神门、三阴交、安眠穴为常用穴位，神门为心经之原穴，可宁心安神；三阴交为肝、脾、肾经的交会穴，能益气养血安神；安眠为治疗失眠的经验效穴，治疗失眠确有一定的作用，对初期失眠有较佳的疗效。传统针灸穴位配合前述董氏奇穴相关穴位治疗，疗效甚佳。

四、癫狂

癫狂就是俗称的"精神病""神经病"，由癫病和狂病两种疾病组成，癫病就是现代医学所言的抑郁症，包含了抑郁类的精神分裂症，狂病就是现代医学所言的躁狂症，包含了狂躁类的精神分裂症。二者在病因和病机方面有相似之处，又可以相互转化，所以在中医临床中常癫狂并称。中医认为，癫狂的病理因素不离乎痰，癫多因痰气，狂多因痰火而致。

时下，抑郁类患者人数有明显的增多趋势，成为严重影响人类身心健康的疾病之一，其现代医学疗法多以镇静安神药物为主，其药物不良反应多，耐药性明显，作用不稳定，针灸方面自古就有着丰富的临床经验，如唐代有名的孙真人十三鬼穴就是治疗癫狂流传至今的有效针灸方法。因此针灸在治疗癫狂方面有着极大的发展潜力，值得进一步深入研究与大力推广。

特效用穴

十二井穴（点刺出血）；火膝穴；正会穴、镇静穴；肾关穴。

临床运用及说明

十二井穴点刺放血适宜躁狂症患者，尤其急性发作者，临床所用不是十二个穴位一起都用，可以选择几个主要的穴位，也可以每次交替运用，临床主要以中冲、少冲、关冲、少商、隐白、厉兑穴最为常用，再针人中穴，可有立竿见影的作用。

火膝穴近于传统的少泽穴，少泽穴为小肠经之井穴，心与小肠相表里，心主神志，井主神志。董师用于痰迷心窍之精神病。并有医案记载：董师曾治一妇人，与丈夫吵架，因而出现急性精神分裂症，董师针双火膝穴，当时吐痰涎两碗余，其病立瘥。可见本穴有涌吐痰涎的作用。因为癫狂病不离乎痰，故火膝穴治疗急性癫狂具有很好的功效。

正会穴与百会穴完全相符，百会是传统针灸安神镇静的要穴之一，是诸阳经所聚之处，有"三阳五会"之称，精神之疾多火热炽盛，灼津为痰，上涌清窍，耗精扰神。对于阳热炽盛的精神疾患，刺之泻火开窍，热除神安，脑清神明，对精神疾病有着显著疗效；镇静穴董师言之可治疗神经错乱，所言的神经错乱就是指的精神失常问题，本穴在督脉上，镇静安神的功效强大，因能治疗失眠、小儿梦惊、神经错乱，故而有"镇静穴"之称。镇静穴若与正会穴合用疗效卓著，董师在运用中也明确指出：镇静穴与正会穴合用配针，才有疗效；肾关穴也是董师所言治疗神经病的用穴，肾关穴大补肾气，脑为神之府，脑与肾关系密切，所以肾关穴能治疗癫痫、神经病、失眠，一般与正会穴、镇静穴配用。

五、中风

中风是目前严重影响人类健康的重要疾病之一，具有发病率高、死亡率高、致残率高、复发率高的四高疾病。临床主要以突然发病、不省人事，伴口角㖞斜、语言不利、半身不遂等为主症的一类疾病；轻者可无昏仆，仅以口角㖞斜、半身不遂等为表现。因发病急骤，病情变化迅速，与风的善行数变特点相似，所以被称为"中风"。

中风相当于现代医学中的脑卒中，即脑血管意外。分为出血性和缺血性两大类，出血性包括脑出血和蛛网膜下腔出血，缺血性包括脑血栓形成和脑栓塞，临床中以脑血栓形成最为多见，脑出血次之。

中医临床根据病位深浅和病情程度的不同，分为了中脏腑和中经络两种情况，重的出现脏腑并经络症状，称为中脏腑。中脏腑又有闭证和脱证两种不同证候，闭证属实证，脱证属虚证。轻的仅出现经络症状，称为中经络。

（一）中脏腑

1. 闭证

特效用穴

地宗穴、百会穴、水沟穴、涌泉穴、手十二井穴（取双侧，点刺出血）。

临床运用及说明

地宗穴是董氏奇穴四四部的穴位，其作用能使阳证起死回生，阳证是指闭证，所以用于治疗急证中的闭证，笔者在《董氏奇穴针学》中有详细说明，感兴趣的读者可参阅。脑为元神之府，督脉入脑，水沟为督脉之穴，可醒脑开窍，调神导气；百会穴位于头顶，属督脉，内络于脑，醒神开窍作用明显；涌泉穴导热下行；太冲穴降肝经逆气以平息肝阳；十二井穴通三阴三阳经气，"阴阳不能顺接便为厥"，井穴刺血有"接通阴阳"的作用，故井穴用于急救。

2. 脱证

特效用穴

百会穴、神阙穴、气海穴、关元穴（重灸）。

临床运用及说明

神阙、气海、关元三穴均位于下腹部，属任脉经穴，均是治疗虚脱的特效穴，尤其灸法，能补益元气，回阳固脱。

（二）中经络

1. 中风偏瘫后遗症（半身不遂）

特效用穴

五岭穴（点刺出血）；正会穴、后会穴；木火穴；灵骨穴、大白穴；中九里穴、七里穴；足三重穴；肩中穴。

临床运用及说明

治疗本病一般第1次就诊先在五岭穴点刺放血，五岭穴由四十个点组成，不是每个点都刺，根据情况一次选用部分穴位，可以交替运用，一般7~10天刺血1次。毫针运用的时候，一般先单独针刺木火穴，针刺得气后即用动气针法，能走的就下地走一走，不能走能自主活动的可以进行活动，不能自主活动的可以被动活动。木火穴每次运用时间5~7分钟，并且所用时间逐渐递减。木火穴是董师治疗中风偏瘫后遗症的要穴，尤其对病程不长、患肢明显发凉的患者特别有效；正会穴、后会穴也是董师治疗半身不遂所用之穴，正会穴与百会穴相符，位于头顶，属督脉，内络于脑，是治疗脑部疾病的基本穴位；灵骨穴、大白穴合用温阳作用极强，有活脑部气血的功能，是董师治疗中风偏瘫后遗症的第一组要穴，作用十分特效；三重穴是董氏奇穴要穴之一，具有破气行血之功，尤其对脑部具有强烈的作用。"破气行血"是三重穴的核心理念，破气行气以化痰瘀，行血以活血破血，凡需要活血化瘀的疾病皆可运用，是治疗中风偏瘫后遗症的重要穴道；肩中穴也是董师用于治疗半身不遂的穴道，本穴对中风后下肢无力或患侧的肩臂疼痛及抬举无力有卓效。

以上所用穴位均是董师治疗本病常用穴位，在临床运用时一定要根据患者的基本病情确定合理的方案，因人而异。在临床治疗的时候常分为两组穴位交替运用。一般先在五岭穴刺血（每1~2周1次），再单独用木火穴，一般连用5~7次，之后两组穴位交替运用，第一组：正会穴、后会穴、灵骨穴、大白穴；另一组：足三重穴、中九里穴、七里穴。这是基本用穴，再根据患者的具体表现可配用相关穴位。每次一般留针时间在 1 个小时左右，所用穴位皆为健侧取穴，针刺得气后或每次行针时均需要动气针法，要不断地加强活动，这是取得疗效极为关键的一点。

2. 中风后语言不利

中风后语言不利，在中医学中称为中风不语、语言謇涩，若伴有活动不利者，称为舌强语塞，失语症中医学称为"舌喑""不能言"等，归属于西医学的语言障碍。中风后语言不利是中风常见的主要症状之一，据现代医学统计，有21%～38%的中风患者可出现不同程度的语言障碍。中医学认为，脑为元神之府，舌为心之苗，因此，失语症与脑、心关系密切。各种因素导致痰浊瘀阻，阻滞脑络与舌窍，使脑府受损，舌窍受阻，语言謇涩或不能语。

特效用穴

金津穴、玉液穴（点刺出血）；总枢穴（点刺出血）；失音穴；水金穴、水通穴；三重穴、木留穴；肩中穴。

临床运用及说明

金津、玉液为传统针灸的经外奇穴，是治疗失语疾病的常用要穴，常以点刺放血为用；董师言总枢穴能治疗发言无声，也就是治疗不能言语，本穴在传统针灸的风府穴与哑门穴之间，哑门穴是治疗言语障碍的特效穴，本穴对失语也有特效作用，尤其刺血运用更具特效；失音穴专用于失语的治疗，其穴的针刺则是由脾经向肾经，脾肾经脉皆与舌的关系最为密切，发音与舌有关，所以治疗失音非常特效。

传统针灸中笔者以哑门穴、通里穴、廉泉穴最为常用。督脉入脑，哑门穴为督脉穴，可调理脑神而开音复言；舌为心之苗，廉泉疏通舌窍，通里调心气以助开舌窍。

3. 中风后偏身麻木（感觉障碍）

中风后常伴随出现面部及偏身感觉障碍，这种情况，在中医学中称为肌肤不仁、麻木不仁、手足麻木等，认为中风后脑络不通，神不导气，气血不通，经络失畅，或久病气血虚弱，肌肤失于濡养所致。

特效用穴

肩中穴、下曲穴；侧三里穴、侧下三里穴；木斗穴、木留穴；火菊穴；足三重穴。

4. 中风后肩部并发症

中风发病后 1~3 个月，有 70% 左右发生肩痛及相关功能障碍，限制了患侧的功能康复，这是由于相关的并发症而导致，可见于西医学中的肩手综合征或肩部软组织损伤。这归属于中医学中的肩痹范畴。中医学认为，中风发生后，神不导气，气血不畅，筋肉失养而弛缓无力，不当的被动运动使肩部筋肉受损，血瘀阻络，不通则痛。

特效用穴

肩中穴；曲陵穴；肾关穴。

5. 中风后抑郁

中风后有 30%~60% 的患者会发生抑郁的问题，其表现为情绪低落、沉默寡言、悲伤、自卑，甚至常常哭泣或有自杀倾向等，身体表现为疲乏无力、失眠或者是嗜睡。中医认为痰瘀内阻，脑络不通，脑神失调，肝失疏泄而致。

特效用穴

正会穴、镇静穴；肾关穴；神门穴、太冲穴。

6. 中风后吞咽困难

吞咽困难也是中风后的常见并发症，其发病率高达 40%~50%。这主要是因中风后脑神经的损伤所致，属于西医学中的假性或真性延髓麻痹（球麻痹）所致。归属于中医学中的噎膈、痦痱等范畴。中医理论认为，脑为元神之府，舌、咽诸窍机关的正常活动需要脑神导气以调节；因此，痰浊、瘀血等阻滞脑络，导致舌、咽诸窍失灵，吞咽、言语等功能障碍而发生本病。

特效用穴

总枢穴（点刺出血）；失音穴；足千金穴、足五金穴；廉泉穴。

临床治疗时必须根据患者的不同情况予以处理，这些并发症的有效解决对总体康复十分关键，总体治疗与患者自身具体情况相结合的方法处方，方能达到有效治疗。

第三章　妇产科病症

第一节　月经病

一、月经不调

月经不调是月经疾病的一个概称，是指月经的周期、经期、经量、经色、经质发生异常，或伴随月经周期出现明显不适症状的一类疾病，是妇科临床多发病。

常见的月经不调疾病有经早、经迟、经乱、月经过多、月经过少、经期延长、经间期出血、崩漏、闭经、月经前后诸证等多种疾病。

中医学认为，月经病的主要病因为寒热湿邪侵袭，内伤七情，房劳多产，饮食不节，劳倦过度和体质因素等；主要病机为脏腑功能失常，气血不和，冲任二脉损伤，以及肾-天癸-冲任-胞宫轴失调。月经病病位在胞宫，与肾、肝、脾三脏及冲任二脉功能失调有关。月经病的治疗原则重在调经治本，施治则因证而异。正如张景岳所言："调经之法，但欲得其和平，在详察其脉证耳。若形气俱有余，方可用清、用利。"这说明了调经之时要详审脉证，损有余，补不足，实为临证法则。

特效用穴

妇科穴、还巢穴；姐妹一穴、姐妹二穴、姐妹三穴；木妇穴；地皇穴、人皇穴；灵骨穴；其门穴、其角穴、其正穴；妇科穴、还巢穴配人皇穴。

临床运用及说明

月经不调是一类疾病的概称，包括了所有导致月经失调的疾病，因此临床用方要根据不同的疾病来决定。董氏针灸在治疗妇科病中有两组特效穴，用途广泛，作用疗效好，一组是妇科穴与还巢穴，另一组是姐妹一、二、三穴，两组穴位对妇科病均有极佳的治疗功效，皆是治疗妇科疾病的基本处方，可用于月经不调诸证，总之，所有的月经不调皆可分别以此二穴组为基础方调加穴位治疗。但两组穴位又各有不同，各有各的特点，临床抓住其特性合理地运用，方能发挥出更好的疗效。姐妹一、二、三穴处于大腿内侧上方，取穴极不方便，因此限制了临床运用，当今临床用之较少了，但是在某些月经不调中有着确实的疗效，如对月经先后不定期就有殊效，这种经乱的情况取用本穴组就有比较好的疗效；妇科穴、还巢穴均在手上，取用非常方便，治证又广泛，所以是董氏针灸治疗月经不调最主要穴组，笔者在临床中以妇科穴、还巢穴配人皇穴用之最多，可用于治疗多种月经不调的问题，也是多种妇科病的一个基本方。仅用妇科穴与还巢穴对月经过多或过少以及月经不调伴有痛经的调节二穴作用甚佳；若月经不调是因妇科中的某些炎症而致，可取用木妇穴及其门、其角、其正三穴。木妇穴对下焦湿热或伴有带下较多的月经不调最为对症；若是因肾气不足而致的月经不调，则首先取用人皇穴、地皇穴，也可取用水腑穴；伴有痛经或闭经的月经失调灵骨穴极为特效。

在月经不调中虽然有妇科穴、还巢穴及姐妹一、二、三穴的基本用穴，但是临床时一定要根据不同的疾病区别对待，或调加适宜的穴位，要以更针对性地处理，不可千篇一律地取用二穴组，否则难以发挥出疗效。

在传统针灸中，笔者治疗月经不调则是以三阴交穴为最常用的穴位，月经先期常配用关元穴、血海穴；月经后期常配归来穴、气海穴；月经先后不定期常配交信穴；月经过多常配隐白穴；月经过少常配归来穴、血海穴。这样用穴既有一定的规律性，又能据证用穴，做到因人而异，具有事半功倍之效。

二、痛经

痛经是妇科病中极为常见的病症，并是针灸优势病种之一，针灸治疗痛经无论发作时止痛还是缓解期治本均具有显著疗效。什么是痛经呢？凡在经期和经行前后，出现周期性小腹疼痛，或痛牵及腰骶，甚至剧痛导致晕厥者，称为"痛经"，也称为"经行腹痛"。若偶尔伴随月经出现轻微的腰酸腹坠，不影响日常工作、学习者，不作病论。

中医学中将其分为虚实二证，实者多由情志不调，肝气郁结，血行受阻而致气滞血瘀。或经期受寒，坐卧湿地，冒雨涉水，寒湿之邪客于胞宫，致使气血运行不畅，冲任阻滞，"不通则痛"；虚者多因禀赋不足，肝肾不足，精血亏虚，或大病久病而致气血虚弱，加之行经后经血更虚，胞脉失养而致"不荣则痛"。由此可见，导致痛经产生的病因主要是气滞血瘀、受寒、肾虚、血虚，其病位在胞宫，主要与冲、任二脉及肝、肾二脏关系密切。变化在气血，表现为痛症。

在西医学中将痛经分为原发性痛经和继发性痛经，前者又称为功能性痛经，系指生殖器官无明显器质性疾病者，占痛经的90%以上，这种情况针灸多有立竿见影之效，所以这一篇章主要针对这一情况的治疗；后者则多继发于生殖器官的某些器质性病变，如盆腔子宫内膜异位症、慢性盆腔炎、子宫腺肌症、妇科肿瘤等，而继发性痛经多见于育龄期妇女，病程较长，缠绵难愈，需要综合分析处理原发疾病。

特效用穴

妇科穴、还巢穴；木妇穴；灵骨穴；通肾穴、通胃穴、通背穴；火主穴；门金穴。

临床运用及说明

针灸治疗痛经已得到针灸界的一致认可，具有可靠的疗效，无论发作时的止痛还是缓解期的治本均具有特效。在传统针灸中治疗痛经有诸多特效穴位，报道单穴的运用也有几十穴，笔者在临床中以地机穴、十七椎穴、三阴交穴最为常用，临床治疗效果佳。董氏针灸的穴位也有诸多的相关运用，所常用的穴位也多是董师临床运用之穴。在穴位治疗功效中董师所言的子宫痛就是指的痛经，有妇科穴、还巢穴，还有通肾穴、通胃穴、通背穴，董师还在某些穴位中指明有治疗痛经的功效，有灵骨穴、木妇穴、妇科穴，所言的痛经这一作用与子宫痛意义相同。

笔者在临床治疗痛经仍以通治妇科病的妇科穴、还巢穴为常用，常作为基础用方，若炎症性而致的常配用木妇穴或天宗穴、云白穴调理；若因瘀而致的常配用火主穴调理；脾肾亏虚的常以通肾、通胃、通背三穴为主；一般的情况以妇科穴、还巢穴配灵骨穴最为多用，无论发作时止痛还是缓解期的调理均有佳效。

目前因物质生活的丰富，不合理饮食的因素增多，如冷饮、空调以及潮流时装穿戴等日常不当的因素，导致寒性痛经的患者大大增多，因此在临床笔者常重视艾灸的运用，若是辨证寒性痛经时笔者常首先指导患者改正不良的生活习惯，然后接受艾灸治疗，从而获得满意的疗效，这一点务必重视。对瘀滞的患者调畅患者的心情极为重要，从而祛除病因。缓解期施治时要抓住在月经前 5~7 天开始接受治疗，到月经来潮时为止，这个时间的治疗极为关键，合理的治疗时机有事半功倍之效，这就是针灸原则中的因时治疗，抓住治疗时机，对疗效的提高非常重要。

三、闭经

闭经是妇科常见疾病，西医处理多以激素方法来治标，很难达到有效的调治，针灸在这一方面有着较好的作用，那么什么是闭经呢？女子年逾 16 周岁，月经尚未来潮；或已行经又中断 6 个月以上者，称为"闭经"。又称为"经闭"，前者称"原发性闭经",后者称为"继发性闭经"。古称为"女子不月""月事不来""月水不通"等。

妇女妊娠期、哺乳期或更年期的月经停闭不行,属于生理现象,有的在初潮1~2年内偶有月经停闭现象,若没有特殊现象,可不予治疗。

本病的发生常与禀赋不足、七情所伤、感受寒邪、房事不节、过度节食、产育或失血过多等因素有关。本病病位在胞宫,与肝、脾、肾有密切关系。闭经的发病机制有虚、实两个方面,虚者多由肝肾亏虚,气血亏虚,阴虚血燥,而致经血不足,血海空虚,无血可下,故而致经闭不行,称之为"血枯经闭"。实者多由气滞血瘀,痰湿阻滞而致血行不畅,冲任受阻,胞脉不通,而经闭不行,此者称之为"血滞经闭"。

在西医学中的原发性闭经主要见于子宫、卵巢的先天异常或无子宫等。继发性闭经主要见于多囊卵巢综合征、阿谢曼综合征、席汗综合征、闭经-溢乳综合征、卵巢早衰、生殖道结核以及精神心理因素引起的中枢神经及丘脑下部功能失常等疾病,可见疾病极为复杂,临证应当全面分析,合理辨证,方能达到确切的疗效。

特效用穴

三江穴(点刺出血);妇科穴、还巢穴;灵骨穴、还巢穴;木妇穴;足三重穴;姐妹一穴、姐妹二穴、姐妹三穴。

临床运用及说明

董师用于闭经的设穴仅有三江与灵骨二穴,灵骨穴用于毫针刺,三江穴用于刺血。三江穴在腰部由3条线组成,作用于肾,因此称为三江穴。其主要的功效就是治疗闭经,临床点刺放血为用。灵骨穴对应下焦及阴部,并有极强的调理气血作用,因此能调理闭经。董氏穴位中笔者以灵骨穴、妇科穴、还巢穴最为常用,这是笔者在董氏奇穴治疗闭经中常用基本方。还巢穴应于卵巢,月经正常与否与卵巢功能有直接的关系,其穴在无名指上,处于三焦经脉,三焦与肾通,针刺时针尖应于骨面,以骨又应肾,因此补肾的功效非常强大,具有理三焦、补肾之效,妇科穴作用于子宫,二穴合用故有极佳的疗效;木妇穴主要针对肝胆湿热或肝脾不和而致的闭经;足三重穴用于瘀滞而致的闭经。

在传统针灸治疗闭经则根据虚实的不同表现选择相应的穴位,仍然根据"虚则补之,实则泻之"的理论施治。对于寒凝而致的闭经,最快的方法还是要结合艾灸施治,基础穴以三阴交穴和血海穴为主,虚性闭经笔者常以关元穴、脾俞穴、气海穴为用,实性的闭经常以中极穴、归来穴、太冲穴为用。

四、崩漏

崩漏是指妇女不在行经期间阴道内突然大流血或淋漓不净的一种病症，前者称之为崩中，表现为发病急骤，暴下如注。《诸病源候论》曰："忽然暴下，谓之崩中。"发病多突然急剧，病情严重，正如《妇科证治约旨》言："崩中者，势急症危。"后者称之为漏下，表现为缓慢发病，出血量少，淋漓不绝。《诸病源候论》曰："非时而下淋漓不断，谓之漏下。"崩与漏则是病情程度的不同，但发病机制相同，二者常相互交替出现，故崩与漏常相互并称，称之为崩漏。

中医学认为崩漏的发生与素体阳盛或脾肾亏虚、房劳多产、饮食不节、七情内伤、过度劳累等因素密切相关，或热伤冲任、迫血妄行；或瘀血阻滞、血不归经；或肾阳亏虚、失于封藏；或脾气虚弱、统摄无权，而致冲任损伤，不能制约经血，使子宫藏泻失常。其病位在胞宫，病变涉及冲、任二脉及肝、脾、肾三脏。病机主要是冲任损伤，固摄失司，而致经血自胞宫非时而下。

本病类似于现代医学无排卵型功能失调性子宫出血等相关疾病。尤其在青春期、更年期、产后时期多发。

特效用穴

姐妹一穴、姐妹二穴、姐妹三穴；人皇穴、地皇穴。

临床运用及说明

姐妹一、二、三穴所处的位置近于脾经，其穴处的肌肉极为丰厚，肉应脾，所以本穴有很好的健脾理气收摄作用，因此对出血症就有很好的疗效了。姐妹三穴犹如我们传统针灸中用隐白穴治疗本病，隐白为脾经之井穴，有健脾统血的作用，治疗本病非常特效，是治疗崩漏的要穴。人皇穴与地皇穴也均在脾经上，人皇穴近于三阴交穴，三阴交为足三阴经交会穴，可疏调足三阴之经气，可健脾、调肝、固肾，是治疗妇科病的要穴，对本病也极具特效，若配用地皇穴其效更佳。传统针灸笔者除了用隐白穴之外，还常用一个经外奇穴断红穴，位于第2、3掌骨之间，掌指关节前下1寸的指蹼边缘处，主治月经过多、崩漏，是崩漏的效验穴。笔者在临床常以人皇穴、地皇穴配用传统针灸的隐白穴、断红穴同用治疗本病。

第二节　妇科杂病

一、带下病

带下病为妇科常见病、多发病，也是针灸优势病种之一。什么是带下病呢？

带下病是指带下量明显增多，色、质、气味异常，或伴有全身或局部症状者。在古代又称为"白沃""赤沃""白沥""赤沥""下白物"等。本病在祖国医学中记述甚早，早在《素问·骨空论》中就有相关记述，载曰："任脉为病，女子带下瘕聚。"以后诸多重要的医籍中均载有带下病的相关论述。由此可见古代医家对本病认识非常早，并且对带下病极为重视，被列为妇科病中四大（经、带、胎、产）疾病之一。带下有广义和狭义之分，广义带下泛指经、带、胎、产等多种妇科疾病，因其这些病的发生都在带脉以下，所谓"经脉所过，疾病所生"。故古人将妇产科医生称为带下医，可见古人对带下病的重视性。如《史记·扁鹊仓公烈传》记载"扁鹊名闻天下，过邯郸，闻贵妇人，即为带下医"。在古代所指的带下病多指的是广义之带下。在古代民间有"十女九带"之说，就指此而言。狭义带下又有生理和病理性之别，生理性带下是指女性发育成熟后，阴道内分泌少量无色、透明、质黏、无臭的阴液，有润泽阴道的作用。正如王孟英说"带下，女子生而即有，津津常润，本非病也"。可见生理性带下，可有而不可无，可行而不可止。也就是说，女子有合适的量、正常的色、稀薄得当白带则是必须存在的，如若过多、过少均非正常，故而成为一种病了。在这里主要论述的是带下过多的现象，带下过多相当于西医中的阴道炎症，如滴虫性阴道炎、念珠菌性阴道炎、细菌性阴道炎、老年性阴道炎、女性淋病、宫颈炎、宫颈糜烂、盆腔炎等疾病。

中医认为，带下的发生多由脾虚运化失常，水湿内停，郁久而化热，湿热下注；或肾气不足，下元亏虚，任带失于固约；或经行产后，胞脉空虚，湿毒秽浊之气乘虚而入，损伤冲任而致。由此可见，带下的发生与脾虚、肾虚和湿毒下注有主要的关系，临床治疗主要抓住三者病理是关键。

特效用穴

还巢穴、妇科穴；天宗穴、云白穴；通肾穴、通胃穴、通背穴；木妇穴；姐妹一穴、姐妹二穴、姐妹三穴。

临床运用及说明

带下是女性的重要生理特点，带下病也是女性的常见疾病，故而在历代中医临床对此均十分重视，董师对带下病的治疗也极为重视，根据带下病之因设列了诸多穴位。因此在用穴时要根据患者病情选择相应的穴位，这是有效治疗的前提，因此就从穴性的运用谈一下如何选穴。

西医临床中认为炎症是导致带下病的主要原因，西医所言的炎症与中医中的湿毒下注相吻合，包括西医中细菌性阴道炎、霉菌性阴道炎、滴虫性阴道炎、宫颈炎、盆腔炎等疾病，对于这一类型的带下病董师也设列了较多的穴位，笔者在临床最为常用的则是木妇穴，木妇穴在足第2趾上，穴在胃经，取名为木，这是就其主治而言的，因能主治肝脾不和及肝胆湿热之妇科病，所以取名为"木妇穴"。其穴近于胃经荥穴厉兑，"荥主身热"，所以能治疗湿毒下注而致的带下、阴痒及尿道炎等。除了木妇穴之外，还有三其穴（其门穴、其角穴、其正穴）、天宗穴、云白穴亦能治疗湿毒下注而致的带下病；云白穴不仅仅治疗湿毒下注而致的带下病，对脾虚而致的带下病也有佳效，肩部对应于阴部，肌肉肥厚，以肉治肉，故而能够健脾，健脾就能祛湿，所以天宗穴、云白穴能治疗脾虚而致的带下病；中医中认为脾、肾是导致带下病的主要原因，对此董师也设列了相关的穴位，在临床中笔者以通肾、通胃、通背三穴最为常用，三穴所处的经脉在脾经上，而作用于肾，因此对脾肾之疾皆能调治，董师用通肾、通胃穴组治疗赤白带下，主要针对的是肾虚或脾虚而致的带下病。在临床运用时三穴任取二穴即可，一般没有必要三穴同取；在带下病治疗中具有通治作用的还是妇科穴、还巢穴，董师言之二穴可以治疗妇科诸疾，对带下病也是其基本作用，在临床妇科穴与还巢穴交替用针，一般多是本穴组与对应的穴位配合运用。

传统针灸中笔者常以带脉与白环俞为主穴，脾虚时常配用阴陵泉穴；肾虚常配肾俞穴；湿热下注者常配蠡沟穴的用穴处方。

二、不孕症

不孕症是古往今来妇科常见疾病，也是患者主动就诊中医的常见病，在近些年，不孕症患者日益增多。什么是不孕症呢？不孕症就是指女子在生育年龄，夫妇同居2年以上，男方生殖功能正常，并且有正常的性生活，没有避孕而未受孕；或曾经孕育过，没有避孕又间隔在2年以上未再受孕者，就称为"不孕症"。前一种情况称为"原发性不孕"，古代又称之为"全不产""无子"；后者称之为"继发性不孕"，古人又称为"断绪"。

历代医家无论在中药方面还是针灸方面都积累了大量的临床经验，凡在历史上有影响的针灸医籍中皆有本病的相关经验记载。如《针灸甲乙经》载："绝子，灸脐中，令有子……女子绝子，衃血在内不下，关元主之。"《针灸大成》云："绝子：商丘、中极。"《针灸大全》言："女人子宫久冷，不受胎孕：照海二穴，中极一穴，三阴交二穴，子宫二穴。"《针灸资生经》有"次髎、涌泉、商丘，治绝子"的经验。可见针灸治疗不孕症古医家积累了丰富的经验。

中医认为本病的发生与先天禀赋不足、房事不节、反复流产、久病大病、情志失调、饮食及外伤等因素导致肾气不足为主要原因，以肾虚为本。

本病可见于现代医学中的诸多疾病，如子宫类疾病（先天子宫畸形、子宫发育不良、子宫肌瘤）、输卵管疾病（输卵管发育不良、输卵管堵塞）、生殖器结核、卵巢疾病（性腺发育不全、多囊卵巢综合征、卵巢肿瘤、卵巢功能早衰、黄体功能不全）、下丘脑-垂体-卵巢轴功能失调（闭经、排卵障碍、闭经泌乳综合征）、免疫等原因所致的不孕。可见本病非常复杂，所以在治疗时先要明确诊断甚为关键，对一些先天性疾病或生殖缺陷类疾病非针灸所能，这在古代医学中早就对此有明确指出，早在万全《广嗣纪要·择配篇》言"五不女"（即螺、纹、鼓、角、脉五种）非能治。此类疾病就指的女性先天性生理缺陷和畸形造成的不孕，除了"脉"外皆不能用针灸或药物治疗。针灸对西医尚不能确定病因或排卵障碍而致的为最佳。

目前，不孕症发病率有增无减，发病率越来越高，严重影响着婚姻、家庭、社会的和谐，早已成为世界性的问题。通过长期的临床来看，针灸是本病值得研究与推广的有效手段。

特效用穴

内踝至三阴交瘀络点刺放血；妇科穴、还巢穴；姐妹一穴、姐妹二穴、姐妹三穴；下三皇穴或通肾穴、通胃穴、通背穴。

临床运用及说明

在董师所著的《董氏针灸正经奇穴》一书中仅有妇科穴能治疗不孕症，董师言妇科穴可治疗久年不孕症，再无其他相关穴位有不孕症的治疗功用。后在赖金雄医师所著的《董氏奇穴经验录》中有妇科穴、还巢穴同用治疗不孕症特效经验，并有"送子观音穴"之称，后经董氏传人的临床验证其功效非凡，故而达成了临床共识。笔者在临床也曾以本穴组为主穴治疗了多例不孕症患者，确实取得了显著疗效。姐妹一、二、三穴与妇科穴、还巢穴一样对妇科病有着广泛的治疗功效，因其对妇科病的显著治疗功效，才有"姐妹穴"之称，本穴组对不孕症也有着较好的作用，笔者在临床常与妇科穴、还巢穴交替用针治疗。

中医认为肾主生殖，不孕症以肾虚为本，肾精不足为基本病机，所以补肾则是治疗不孕症的关键点，尤其是排卵障碍及难以查明原因的不孕症，多是因肾虚而致。所以对肾虚这一类不孕症笔者常选择具有补肾作用的下三皇穴或通肾穴、通胃穴、通背穴治疗，使得肾气充足，月事以时下，故而能有子。对久病瘀滞的患者，笔者常在内踝至三阴交一带找瘀络点刺放血，解除瘀滞，通其经脉。而对于寒凝胞宫的患者，笔者常配以神阙、关元处的艾灸治疗。笔者在传统针灸治疗中则以关元穴、大赫穴、三阴交穴为基本方治疗不孕症十余年，获效非常理想，对此笔者将三穴称之为"生殖三穴"，此三穴不仅对不孕症有显著的疗效，而且对男性不育症也有确实的功效，对男性精子发育有促进作用。关元、大赫、三阴交三穴与董氏奇穴的妇科穴、还巢穴合用，取效更加理想。是笔者治疗本病的一个特效基本处方。是笔者二十余年来治疗本病的一个有效总结，曾治疗了大量的不孕症患者，取得了显著疗效，并且能够有效地促进排卵。在笔者治疗的不孕症患者中，其中有 8 对为双胞胎，通过这些临床实践说明这些穴位能够促进排卵，因此这一组穴对目前发病率高、治疗难度大的卵巢功能早衰、多囊卵巢等疾病有着极佳的疗效。

三、妊娠恶阻

妊娠恶阻是指妊娠早期出现恶心、呕吐、厌食，甚至食入即吐的情况，称之为"妊娠恶阻"。西医称为"妊娠剧吐"，俗称为"反孕"。

在妊娠早期，孕妇出现轻度恶心、呕吐、择食、头晕之表现，不影响正常饮食和健康，这属于正常生理表现，不属于病态，一般不作处理，多在妊娠 3 个月左右逐渐自行消失。本病称之为恶阻，是因恶心、呕吐而阻碍其饮食之意，故是病态。

妊娠恶阻的发生常与素体脾胃虚弱、抑郁恚怒等因素有关。也就是说发病的关键在于孕妇的体质、情绪因素和脏腑功能的强弱。本病病位在胃，与冲脉及肝、脾关系密切。基本病机是冲气上逆，胃失和降。

特效用穴

通关穴、通山穴、通天穴。

临床运用及说明

妊娠呕吐是妊娠期常见的反应，给妊娠期的女性增加了许多痛苦，往往因严重的妊娠反应，导致营养缺乏，而致胎儿发育异常，所以有效地解决妊娠期剧吐十分重要。这一时期是特殊时段，是反应最明显的时段，也正是胎儿脏器发育最关键的阶段，因此用药往往会给胎儿发育造成影响。如在 1961 年原联邦德国（西德）发生的海豹儿畸形事件，是世界医学史上的一大悲剧，至今说来都让人心有余悸，这就是因药物的情况而致。针灸就可以有效地避免这种现象的发生，值得临床重视与推广。董氏奇穴中的通关、通山、通天三穴有着确实的疗效，本穴组治疗神经性呕吐及妊娠期呕吐均具特效。本穴组在胃经上，但作用于心，这是通过补火而生土发挥功效。在传统针灸中，笔者以内关穴、公孙穴和足三里穴最为常用。

四、难产

难产是指足月妊娠生产时，不能顺利娩出胎儿者，称为"难产"。又称为"产难""子难""乳难""滞产"。本病的记载最早见于东晋葛洪所著的《肘后备急方》中，古医家对此病非常重视，在之后的多部医籍中均有本病的相关记载，尤其关于针灸的治疗记载颇多，如《针灸大成》中载曰："妇人难产，独阴、合谷、三阴交。"《医学入门》中言："通经催生，俱泻合谷、三里、至阴三穴，虚者补合谷，泻至阴。"《千金要方》载曰："难产针两肩井，入一寸，泻之，须臾即分娩。"《类经图翼》言："难产：合谷、三阴交均灸，至阴灸三壮。"这些经验至今在临床中广为运用，为现代针灸临床提供了极为宝贵的资料。

造成难产的原因有很多，常见的有产力异常，产道异常（如子宫畸形、骨盆狭窄等），胎儿、胎位的异常等，这些均是造成难产的因素，产道异常针刺难以获得疗效，胎位的异常要纠正胎位，以传统针灸的至阴穴为胎位纠正的特效穴，所以本节主要谈及的是产力异常所造成的难产。产力是指将胎儿及其附属物从子宫内排出的力量。如果子宫收缩失去其节律性、极性或对称性，其收缩强度或频率过强或过弱，就称为产力异常。产力异常包括宫缩乏力、宫缩不协调和宫缩亢进，以宫缩乏力为多见。

本病的病机主要是气血亏虚，无力运胎；或气滞瘀阻，碍胎外出；或临产胞水早破，浆干液竭，致气虚失运，血虚不润，而成难产。

现代医学中所言的难产，可见于子宫收缩异常（即产力异常），骨盆、子宫下段、子宫颈、阴道发育异常（即产道异常）及胎位异常、胎儿发育异常等情况。本章节所谈及的难产类似于现代医学所言的产力异常而致难产。

特效用穴

火包穴；火主穴；灵骨穴。

临床运用及说明

当今的接生均在特定医院的特定科室，归于产科，因此针灸医生很少有机会见到难产的情况，笔者目前也没有用针灸治疗难产的经验。就董师所设穴的主治来看，火包穴、火主穴及灵骨穴均有治疗难产或胎衣不下的作用，就此主治功效而录用。笔者认为产科医生应当借助针灸的治疗功效用于临床相关病症，这样可以避免西药或减少手术的运用，对产妇来说是非常有利的，应该值得临床推广。

五、乳腺增生

乳腺增生是妇女乳房部常见的慢性良性肿块，以乳房肿块和胀痛为主症，与月经周期、情绪变化有明显关系，称之为乳腺增生，在中医学中称为"乳癖""乳痰""乳核""乳癖""奶癖""乳粟"等。一般多见于中青年妇女，发病率甚高，占乳房疾病的75%左右，是临床上最常见的乳房疾病。本病在祖国医学中记述较早，早在隋代巢元方的《诸病源候论》中就有相关记载，到了北宋《圣济总录》一书中已有了较为完善的论述。

乳癖的发生常与情志内伤、忧思恼怒等因素有关。本病病位在乳房，足阳明胃经过乳房，足厥阴肝经至乳下，足太阴脾经行乳外，故本病与胃、肝、脾三经关系密切。基本病机是气滞痰凝乳络，冲任失调。

本病与现代医学中的乳腺小叶增生、乳房囊性增生、乳房纤维腺瘤等疾病相类似。

特效用穴

指三重穴或足三重穴；足驷马穴；通关穴、通山穴、通天穴；火主穴。

临床运用及说明

乳腺增生已经成为目前影响女性健康的一类重要疾病，具有发病率高的特点，目前西医尚无有效的方法，针灸治疗极具特效，笔者在临床治疗过数百例的患者，临床获效理想。指三重穴董师言之有治疗乳肿大的功效，乳肿大就指此类疾病，可用于乳腺增生及乳腺结节的治疗。指三重穴与足部的足三重穴功效相近，但足三重穴功效更强，活血化瘀之效更好，所以在临床治疗乳腺增生以足三重穴用之更多，本穴组对乳房疾病治疗范围广泛，可以治疗多种乳房的疾病，乳腺炎、乳腺结节、乳房的肿痛皆能治疗。足驷马穴处在多气多血的足阳明胃经，此处肌肉肥厚，所以调理气血的作用甚佳，因本穴又作用于肺，肺部是乳房所在之处，因此足驷马穴对乳房疾病治疗也极具特效。通关、通山、通天三穴亦在胃经，胃经过乳房，胃经多气多血，三穴调整血液循环作用甚强，故治疗乳腺疾病也非常好。火主穴与太冲穴相近，太冲为肝经之原穴，有疏肝理气、通络散结的作用，所以治疗乳腺增生就极具特效，火主贴于骨，作用更强。

传统针灸中对本病积累了丰富的经验，也能有效地针对性处理，笔者在传统针灸治疗本病最常用的穴位有膻中、乳根、足临泣三穴。治疗本病时一定要抓住治疗时机，根据月经周期进行调节，一般在月经前的1周（当患者出现症状之前）开始调理，连续3个月经周期左右可有效地治愈。

六、子宫肌瘤

子宫肌瘤相当于中医学中的"癥瘕"，又有"石瘕""血瘕"之称，是女性生殖器最常见的一种良性肿瘤，一般无特殊症状表现，少数有阴道出血、腹部触及肿物，以及压迫症状等。如发生蒂扭转或其他情况时可引起疼痛。本病在祖国医学中认识极早，早在中医圣典《黄帝内经》中《素问·骨空论》篇已有相关记载，之后诸多医籍对本病不断完善和总结，如明代时期张景岳所著的《景岳全书》中，已对本病之病因有了较为全面的认识，《景岳全书·妇人规》曰："瘀血留滞作癥，惟妇人有之其证，则或由经期，或由产后，凡内伤生冷，或外伤风寒，或恚怒伤肝，气逆而血留，或忧思伤脾，气虚而血滞，或积劳积弱，气弱而不行，总由血动之时，余血未净，而一有所逆，则留滞日积，而渐成癥亦。"古医家在针灸治疗中也有诸多临床经验记载，如《类经图翼》中载："癥瘕：三焦俞、肾俞、中极、会阴。"《神应经》载："癥瘕：关元。"《神灸经纶》载："胃俞、脾俞、气海、天枢、行间、三焦俞、肾俞、子宫、子户、中极、会阴、复溜。"这些临床经验至今在针灸临床治疗中起着重要的指导作用。

本病的发生机制为正气虚弱，脏腑失和，气血失调，气机阻滞，瘀血内停而致。临床以气滞、血瘀、痰湿、湿热为常见。

现代西医学主要采取性激素或手术治疗，所以患者一般不愿意接受这些疗法，针灸对本病有着较好的作用，是治疗子宫肌瘤行之有效的疗法。

特效用穴

姐妹一穴、姐妹二穴、姐妹三穴；妇科穴、还巢穴；水晶穴；火主穴；外三关穴、妇科穴。

临床运用及说明

子宫肌瘤已经成为当前女性高发疾病，对女性身心健康造成了极大的危害，西医尚无理想的方法，主要以性激素与手术方法处理，针灸早期处理能够有效地得到解决，是调理本病的一条有效途径。在董氏奇穴中董师也设列了较多的穴位用于本病的治疗，所设之穴有姐妹一、二、三穴，妇科穴、还巢穴、火硬穴、火主穴、水晶穴、地皇穴，这是董师在主治中所提到能治疗子宫肌瘤的相关穴位。妇科穴、还巢穴与姐妹一、二、三穴是董氏针灸治疗各种妇科病的两组通治穴位，可用于各种妇科病的治疗，均具有广泛和特效的作用，二穴组对子宫肌瘤仍然有很好的疗效。火主穴与传统针灸的太冲穴相近，其穴在足厥阴肝经，足厥阴肝经"循股阴，入毛中，环阴器，抵小腹"，因此肝经治疗生殖系统疾病则是经络所行的理论，太冲为足厥阴肝经之原穴，气血充盛之处，本穴有极强的活血化瘀作用，火主穴紧贴第1与第2跖骨进针，作用更加强大，因此火主穴自然可以治疗本病，是临床常用的穴位。本病治疗时程相对较长，因此笔者在临床治疗本病时常用两组处方交替用穴，一组以姐妹一、二穴配火主穴；另一组为外三关穴配妇科穴，二组处方交替用针，这样具有取穴少、疗效快的特点，15 次为 1 个疗程，疗效令人极为满意。

笔者在传统针灸治疗本病重视腹部穴位的运用，常用中极、子宫、归来三穴治疗，临床可以与董氏奇穴远近组合运用，其效更佳。

七、流产

流产是西医之名称，在中医学中很早就有相关之记载，并有诸多的论述，可见于中医学中的"胎漏""胎动不安""妊娠腹痛""堕胎""小产""滑胎""胎萎不长""胎死不下"等疾病范畴中。中医学认为本病的发生主要与肾虚、气血不足、血热等因素使冲任不固，不能摄血养胎而致。首先明确什么是流产？流产就是指当妊娠后，胚胎或胎儿在 20 周以前排出母体者就称为流产，排出物就称为流产物。根据流产的产生分为自然流产和人工流产两大类。在本节所述及的仅指自然流产的情况，那么什么是自然流产呢？自然流产就是指胎儿无独立生存能力，也没有采取人工流产方法，因某种原因使胚胎或胎儿自动脱离母体排出者。如何有效地防范这种情况的发生，这十分关键，药物有一定的不良反应，所以西医治疗较为棘手，针灸方法既有可靠的疗效，又没有不良反应，故值得推广运用。

特效用穴

通肾穴、通胃穴、通背穴；妇科穴、还巢穴。

临床运用及说明

通肾、通胃、通背三穴均为肾之神经，作用于肾，也称之为"肾三通"，肾主生殖，因此本穴组有很好的保胎效果，在董师的运用中有任取其中两穴为治疗妇人流产之补针，连续治疗半月，即无再度流产之虞。这说明本穴组保胎作用很强大，笔者在临床中将肾三通（通肾、通胃、通背）三穴与妇科穴、还巢穴同用为一组保胎特效用方，曾以此法治疗了数例相关患者，取效非常满意。如曾治疗一患者，每次怀孕之后 50 天左右就无名原因地流产 3 次，曾于多家医院检查与治疗，未查出相关病因，也未取得治疗效果，后经患者介绍来诊，就针通肾、通胃二穴，配妇科、还巢二穴治疗 20 天，再次怀孕后顺利产下一女婴。妇科、还巢二穴是治疗妇科病的通用穴，能治疗多种妇科疾病，尤对不孕症方面作用好，前面已述及。

八、阴冷

阴冷又称为性冷淡，在西医学中称为性功能障碍，是指女性在性行为方面长时间表现为性欲冷淡、缺乏性欲，甚至厌恶性生活，或在性交过程中出现困难或疼痛。由此常给夫妇生活关系造成不协调，产生家庭矛盾，导致家庭变故，因此应该引起一定的重视。在这一方面针灸治疗文献极为少见，这是因为中国长期处于封建社会，男尊女卑，由于在封建社会妇女只是处于从属地位，所以在这一方面长期处于禁闭状态，在医学史上对性冷淡的记述甚少，针灸内容更为少见，因此后来针灸临床报道及运用也极为少见。随着社会及医学的发展，对本病的研究开始逐渐重视，但是优势疗法不多，针灸在这一方面有着较好的作用，董氏奇穴对此也有较好的疗效，进一步研究与推广针灸调理性冷淡有着重要的意义。

特效用穴

其门穴、其角穴、其正穴；妇科穴、还巢穴配肾关穴、人皇穴。

临床运用及说明

本病与情绪因素有着重要的关系，在治疗时应当配合心理疏导，减轻思想压力，配合性知识教育，避免乱用药物，积极治疗一些慢性疾病，可以有效地改善。

其门、其角、其正三穴是董师在临床所用经验，并对本病的治疗有着较好疗效，这因为本穴组从全息理论看对应于阴部，在大肠经，通过大肠与肝通，所以对本病就有较好的疗效。本病与肾气不充有着重要的关系，所以补充肾气极为关键，肾关穴、人皇穴有益肾填精、补肾健脾的功效，配合妇科病的特效二穴妇科、还巢穴，有着较好的作用。传统针灸中笔者仍以关元穴、大赫穴、三阴交穴为常用，在不孕症一节已经讲到，此三穴被称为"生殖三针"，故对本病也有很好的治疗作用。

九、阴痒

阴痒又称为"阴门瘙痒""外阴瘙痒"，是由多种原因引起的一种常见症状，多发生在阴蒂、小阴唇区，严重者可波及整个外阴部及肛门周围。婴幼儿、成人及老年妇女均可发生，临床中以中年女性及老年女性为多见，瘙痒程度不一，有些严重者坐卧不安，对身心造成极大的影响。中医认为本病的发生多与肝、脾、肾三脏有关，肝脾功能失调，湿热下注或肝肾不足，精血亏虚，则生风化燥，肌肤失荣而致。在古代医籍中早有相关文献记载，如《针灸甲乙经》中有："女子下苍汁，不禁赤沥，阴中痒痛……"《神灸经论》中载："阴挺痛痒，少府、曲泉。"

阴痒可见于西医学中的"外阴瘙痒症""外阴炎""阴道炎""外阴白色病变"等，这些疾病可以参考这一章节的治疗。

特效用穴

天宗穴、云白穴；姐妹一穴、姐妹二穴、姐妹三穴；手解穴；木妇穴。

临床运用及说明

天宗穴与云白穴均为四四部位的穴位，是董师主治阴痒的重要穴位，二穴在大臂上部，并在同一水平，根据手躯逆对理论，此处对应于阴部，所以治疗阴部病有效，不仅对阴痒有效，而且对阴道炎、阴道痛、赤白带下也具有特效，是治疗下焦湿热而致诸症的有效穴。这和木妇穴作用一致，因木妇穴治疗妇科诸病极效，所以有人将本穴称之为"妇科圣穴"。姐妹一、二、三穴因治疗妇科诸病甚好，才有姐妹穴之称，对妇科病有通治的功效，对阴痒也有较好的作用，因穴位所处的位置较高，取穴不便，限制了临床的运用，但对于脾虚而致的阴痒疗效较好。手解穴与传统针灸的少府穴相符，少府为心经之荥穴，"荥主身热"，又"诸痛痒疮，皆属于心"，心与小肠相表里，心热移于下焦，所以手解穴能治疗阴痒，尤其对于暴痒最为有效。在传统针灸穴位中笔者以蠡沟穴最为常用，这是因为蠡沟为肝经之络穴，肝经环阴器，抵小腹。《灵枢·经脉》："其病气逆则睾中卒，实则挺长，虚则暴痒。"故用之极具特效，其次就是三阴交穴、曲泉穴为常用。

十、阴道炎

阴道炎是西医之病名，为妇科常见疾病。是指阴道黏膜及黏膜下结缔组织的炎症，当阴道的自然防御功能受到破坏时，病原体易于侵入，导致阴道黏膜及黏膜下结缔组织的炎症。在正常情况下，单纯的病原体不一定发生炎症，只有当全身抵抗力低下或局部创伤时，各种病原体才侵入内生殖器形成感染。常见病原体有滴虫、念珠菌、链球菌、葡萄球菌、大肠埃希菌、厌氧菌等，以及性传播疾病的病原体如淋球菌、支原体、人乳头瘤病毒等。

本病最主要的临床表现是带下异常及阴痒、阴痛，属于中医"带下病""阴痒"等范畴。本病主要是因肝经湿热下注，感染滴虫，或因肝肾不足，精血亏虚，生风化燥而成。

特效用穴

云白穴、天宗穴；海豹穴；火主穴、火硬穴。

临床运用及说明

云白穴、天宗穴的运用理论已在阴痒中说明，其原理相同，以治下焦之证非常特效，是治疗阴道痒、阴道痛、带下病的有效穴位。海豹穴在大趾脾经上，能健脾祛湿，处于荥穴位置，能够清热，其病因多为湿热而致，所以用海豹穴治疗阴道炎也极具特效。火主、火硬二穴在足厥阴肝经之脉，足厥阴循股阴，入毛中，环阴器，因此对生殖系统疾病极具特效，火硬穴近于荥穴行间，清下焦湿热作用非常强，因此二穴能治多种泌尿系统疾病，如膀胱炎、尿道炎、子宫炎、带下病、阴道炎等。

十一、子宫炎

子宫炎也是现代西医学之病名，是育龄妇女的常见病，有急性和慢性之分。急性子宫炎一般多发生于产褥感染、流产后感染。临床主要以慢性子宫炎为多见，其主要症状为白带增多，属于中医学中的"带下"范畴。中医认为本病的发生多因湿热内蕴，或热毒壅盛、湿邪浸淫，伤及任带二脉所致。针灸治疗本病疗效较好，无论在改善症状还是治本方面都具有满意的疗效。

特效用穴

姐妹一穴、姐妹二穴、姐妹三穴；妇科穴、还巢穴；木妇穴、水晶穴。

临床运用及说明

董师设列了较多穴位用于本病的治疗，有刺血用的背部三江穴，腹部的腑巢二十三穴，还有毫针用的妇科穴、还巢穴、木妇穴、火硬穴、火主穴、水晶穴、姐妹一穴、姐妹二穴、姐妹三穴，这些穴位均能治疗。

妇科穴、还巢穴与姐妹一、二、三穴是治疗妇科病的通治穴位，两穴组对子宫炎仍然有较好的作用，也是董师治疗本病所用穴位。笔者在临床运用观察姐妹一、二、三穴治疗子宫炎要明显优于妇科穴、还巢穴，若用妇科、还巢二穴时常配相关穴位，也可获得显著疗效，常配足部的木妇穴，或者火主穴、火硬穴，也可配用水晶穴，根据患者的症状调配。水晶为水之结晶，指子宫，专用于治疗子宫病，董师用于子宫炎、子宫胀、子宫瘤之子宫诸疾。木妇穴因治疗妇科诸疾有显著疗效，故有"妇科圣穴"之称，治疗妇科炎性疾病尤具特效，可治疗妇科赤白带下、子宫炎、输卵管发炎等，常与水晶穴同用，取效更佳。

十二、子宫不正

子宫不正又称为胞宫不正，是指子宫位置异常改变，不处于正常生理性前倾位，病变多是后倾（后屈），也有左右侧屈，常是导致不孕的一个原因。其病因多为任、冲、阴维、阳维各脉失调，维系胞宫的筋脉失养，肾虚不固，中气不足，寒凝下焦，湿热下注，导致了子宫位置的改变。

古代医家对本病已有相关的记载，早在《景岳全书》《诸病源候论》等医籍中就有相关的论述，因此在中医学中也积累了丰富的经验。针灸治疗子宫不正疗效甚佳，具有很大的优势。

特效用穴

妇科穴、还巢穴；中脘穴、阳池穴。

临床运用及说明

传统针灸中阳池穴对本病有很好的调整作用，是临床特效穴，阳池为三焦之原穴，三焦主气，原穴气血充盛，通达三焦，对子宫有调节作用，配用任脉之中脘穴，中脘穴为八会穴之腑会，胃之募穴，五脏六腑皆禀赋于胃，胃为后天之本，气血生化之源，位居中州，土旺则能润泽四旁，故对失调的经脉有濡养之效，二穴合用能有效地调整。妇科穴、还巢穴是妇科病的通治穴位，对子宫位置不正也有调整作用，在临床中常将妇科穴、还巢穴与阳池穴、中脘穴同用，其功效更佳，可达到快速而有效的调整作用。临床合用形成了一个固定而有效的配方。

第三节　杂症

一、输卵管发炎、输卵管不通

特效用穴

三阴交至内踝瘀络（点刺出血）；重子穴、重仙穴（点刺出血）；妇科穴、还巢穴；姐妹一穴、姐妹二穴、姐妹三穴；木妇穴；云白穴。

临床运用及说明

输卵管不通也是常见的妇科杂症，并是导致不孕症的重要原因之一。若是输卵管完全不通，用针灸治疗难以解决，针灸主要针对的是输卵管发炎及通而不畅的情况，若是完全不通，则需要借助西医手术的方法予以处理。笔者在治疗时非常重视在小腹部艾灸施治，尤其是在子宫穴处施灸效果良好。

二、绝经前后诸症（围绝经期综合征）

特效用穴

通肾穴、通胃穴、通背穴；下三皇穴；水相穴。

临床运用及说明

本病也就是平常所说的更年期综合征，是女性在绝经前后出现性激素波动或减少所致的一系列躯体和精神心理症状。中医认为本病的发生主要在于肾，基本病机就是肾精亏虚，肾的阴阳平衡失调。其治疗主要在于补益肾精，临床治疗时要分清患者阴阳失调的状态，若阴虚为主就用以滋阴为主的通肾穴、通胃穴、通背穴治疗；若是阳虚为主就用滋补肾阳的下三皇穴；若阴阳俱虚以通肾穴、通胃穴配肾关穴、水相穴运用。水相穴与传统针灸的太溪穴相近，太溪为肾之原穴，能补益肾之精气以治其本，所以水相穴也就有这一功效。

三、经间期出血

特效用穴

通肾穴、通胃穴、人皇穴；妇科穴、还巢穴、水相穴；云白穴。

临床运用及说明

经间期出血，是中医学中的一个术语，即西医所说的排卵期出血。就是在月经中期，即排卵期，由于雌激素水平短暂下降，使子宫内膜失去激素的支持而出现部分子宫内膜脱落引起有规律性的阴道出血。中医认为本病主要是因肾阴虚而致，因此滋阴极为关键，通肾穴、通胃穴、人皇穴、水相穴有很好的滋阴功效，所以就有很好的治疗作用。妇科穴与还巢穴有调节女性激素水平的作用，因此二穴对本病也有确实的调整功效。云白穴主要用于伴有下焦湿热的患者。

四、回乳

特效用穴

指驷马穴。

临床运用及说明

指驷马穴用于本病是董师所运用的经验，并有医案之记载，用本穴治疗 3 次，即将 12 年乳水不退的问题得以解决。笔者在传统针灸中主要以足临泣穴、光明穴最为常用，疗效也颇佳。

五、胎位不正

特效用穴

至阴穴。

临床运用及说明

胎位不正在孕妇中十分常见，并是导致难产的主要原因之一，因此纠正胎位十分重要，传统针灸中的至阴穴有着极为确实的效果，这已经得到了针灸界之共识，转胎率极高，可达80%以上，是目前最为可靠的方法，虽然没有董氏奇穴的穴位运用，所以一并介绍。单用灸法即可，在妊娠后7~8个月施以治疗，艾灸时先让孕妇排空小便，松开腰带，坐于背靠椅上或半仰卧于床上，艾灸双侧至阴穴，每次灸15~20分钟，3~5次为1个疗程，检查转胎的情况。一定注意细节的问题，纠正不可过度，掌握好最佳时机，且要注意艾灸时的方法。

六、阴肿

特效用穴

妇科穴、还巢穴；火硬穴；天宗穴、云白穴。

临床运用及说明

阴肿是指阴部肿胀，祖国医学对此记述甚早。早在《诸病源候论》中就有记载，其病因多为湿热而致，与现代炎症类似。在董氏奇穴中仅有还巢穴记载了这一功效，主治项中的阴门发肿就是这一作用。笔者在临床此穴用之较少，主要以火硬穴、天宗穴、云白穴为常用，这些穴位均有清下焦湿热的作用，所以疗效非常好。

第四章 外科病症

第一节 痔疮

在民间有"十人九痔"之说，这说明痔疾是临床高发性疾病，具有发病率高、复发率高的特点，本病虽然不是大病，但却给人们的日常生活带来了极大不便，在身体上带来了一定的痛苦，当前西医的治疗较为棘手，一般多以手术方法处理，具有痛苦大、复发率高的实际问题，所以许多患者长期忍受病痛的折磨。针灸治疗有很好的效果，具有操作简单、功效好的特点，所以值得临床重视。

特效用穴

其门穴、其角穴、其正穴。

临床运用及说明

其门、其角、其正三穴是董师治疗痔疾的用穴，其穴组处于大肠经脉，具有调理大肠经气血、清泻大肠之火的作用，就腕部全息论而言，其与肛门及阴部对应，所以能治疗便秘与痔疾，三其穴是董氏奇穴治疗便秘与痔疾的首选穴位。在传统针灸治疗痔疾多是以足太阳经用穴为主，这是根据足太阳经别的循行理论，"足太阳之正，别入于腘中，其一道下尻五寸，别入于肛"。所以用足太阳的穴位效果非常好，临床以承山穴、委中穴最为常用，承山穴是历代治疗痔疾的要穴，在许多歌赋中均有记载，如《玉龙歌》中有"九般痔漏最伤人，必刺承山效如神"的记载。因在承山与委中用穴治疗效果最好，因此在委中至承山瘀络点刺放血最为特效，具有作用快、疗效高的特点。笔者在临床除了在此部位刺血，还以唇系带上反应点割治，或长强至腰俞找反应点挑刺，形成了治疗痔疾的三要法：委中至承山的瘀络点刺放血；舌系带反应点割治；长强至腰俞反应点的挑刺。在临床中根据患者身体情况而用之，均具特效，不用毫针，仅用上述三法中任意一方即能解决，是治疗本病特效之法。

第二节 疝气

疝气是以少腹、睾丸、阴囊等部位肿大、疼痛为特点的病症，在中医学中又称为"小肠气""偏坠"等名称。中医认为本病的发生则是寒湿凝滞，或肝脾湿热下注，或年老体弱，小儿形体未充等，肌弱筋缓，失于摄纳，故而导致。从经络学角度来看，本病与任脉、足厥阴肝经密切相关。

疝气可见于西医学中的腹股沟斜疝、鞘膜积液、附睾炎等疾病，是临床高发疾病，西医治疗主要以手术为主，手术治疗痛苦性大，费用高，耗伤人体元气，针灸治疗疗效满意，若能及时正确治疗，可以有效地解决。

特效用穴

大间穴、小间穴、中间穴、外间穴、浮间穴；海豹穴、腑快穴。

临床运用及说明

以上处方用穴均是董师治疗疝气所设之穴，均能治疗疝气。尤其是五间穴，被董师称之为治疗疝气的特效针，言之具有特效作用，临床运用时每次2~3穴交替运用，而不是每次5个穴位都用，左病针右，右病针左。若在此部位有瘀络者针之具特效，是运用的指证。海豹穴位置通过足躯顺对来看，对应于阴部，故能治疗疝气及妇科阴道病。腑快穴也能治疗疝气，常与海豹穴配用。对于久病者可以在内踝至三阴交部位找瘀络点刺放血，对于新病仅用毫针即可。内踝至三阴交点刺放血对治疗许多生殖系统疾病具有特效，如不孕症等。

疝气其病位在少腹及前阴，前阴在任脉线上，足厥阴肝经过阴器、抵少腹，故传统针灸用穴主要在任脉和肝经上选穴，笔者常用大敦、太冲、关元三穴。

第三节　肠痈

肠痈就是西医临床中的急、慢性阑尾炎，是外科最常见的急腹症，发病率甚高，西医主要以手术为主，是普外科最常见的手术之一，与静脉曲张、疝气并称为普外科"三大手术"。临床主要以转移性右下腹疼痛和右下腹局限性压痛、反跳痛为特征。中医学认为本病的发生，与饮食不节、寒温不适、饱食后剧烈运动或情志所伤有关，引起肠腑功能失常。

针灸对单纯急、慢性阑尾炎未化脓者疗效佳，对已化脓或有穿孔、坏死倾向者需要西医外科处理。因此对阑尾炎患者针灸治疗越早效果越佳，应当积极、及时治疗。

特效用穴

四花中穴、四花外穴（点刺出血）；门金穴；四花下穴、腑肠穴。

临床运用及说明

董师对本病的治疗仅设列了门金一穴，本病发病多急骤而严重，一穴治疗一般尚难以达到目的，所以临床多是先在四花中、外穴区点刺放血，再扎毫针，用门金穴配四花下穴与腑肠穴，这样疗效就非常好，能够迅速改善症状。传统针灸治疗本病按照六腑病的取穴原则用穴，六腑有病常取用腹募穴和下合穴治疗，肠痈属于大肠腑病，所以传统针灸常取用其腹募穴天枢配下合穴上巨虚用穴，另外还有本病的特效穴，经外奇穴阑尾穴，本穴专用于阑尾病的诊断与治疗，既是本病的反应点，也是本病的治疗点，故传统针灸以天枢穴、上巨虚穴、阑尾穴最为常用。

第四节 丹毒

丹毒属于西医学中的急性网状淋巴管炎，是一种急性皮肤淋巴管的感染，表现为皮肤灼热疼痛，色如涂丹，发展迅速。好发于颜面与小腿部，临床中根据发病的不同部位定有不同的名称，发生于头面者称为"抱头火丹"，发生于下肢的称为"流火"，发生于躯干的称为"内发丹毒"，新生儿丹毒好发于臀部，称为"赤游丹"。

中医学认为，本病属火毒为病。多因血分有热，外受火毒，热毒搏结，蕴阻肌肤，不得外泻；或者皮肤黏膜有外伤，火毒之邪乘虚而入引起。

特效用穴

委中穴（点刺出血）；四缝穴（点刺出血）；心门穴；通关穴、通山穴、通天穴。

临床运用及说明

本病病在血分，为热毒壅盛之症，因此点刺放血极为重要，一般先刺血。委中穴又名"血郄"，擅清热解毒，凉血活血，消肿止痛，凡血分热毒壅盛之急症，用之最宜，早在《玉龙歌》中有载"委中毒血更出尽，愈见医科神圣功"，故治疗本病疗效极佳；四缝穴为经外奇穴，轻症只刺一侧，重症两侧皆刺，四缝穴是治疗小儿疳积症的特效穴，因其有泻火之效，所以治疗丹毒也极具特效，每点挤出数滴血液即可。四缝穴和委中穴可以任取一个穴位，也可以交替用之。点刺放血后再用毫针扎心门穴，心门穴是作用于心的特效穴，心主血脉，有活血消肿的作用。传统针灸除了在上述穴位刺血之外，也常在患处瘀络点刺放血，毫针以曲池穴、血海穴最为常用。

第五节　脂肪瘤

脂肪瘤是由成熟脂肪细胞组成的常见良性肿瘤，可发生于全身各部位，以皮下为多见，可以单发，也可以多发，好发于肩、背、臀及腹壁等部位。肿物较小的可发生数十个甚至数百个，成为多发性脂肪瘤。与遗传有关的，也称家族性脂肪瘤。附于血管、按之疼痛者，称为血管脂肪瘤。脂肪瘤是体表常见的一种良性肿瘤，由正常脂肪细胞积聚而成，占软组织良性肿瘤的80%左右。

中医称之为肉瘤，痰凝、结节等，中医认为，本病的发生在于肝旺脾弱，健运失司，痰湿内生，以致气血凝滞积久成形，发为肉瘤。

特效用穴

四花中穴、四花外穴（瘀络点刺出血）；外三关穴；上三黄穴。

临床运用及说明

中医学认为本病与痰湿积聚有关，因此化湿祛痰治疗是关键，在四花中、外区近于丰隆穴，丰隆是祛痰的"第一穴"，凡痰湿之疾往往在此处有瘀络形成，因此在这一部位刺血是治疗痰湿疾病的重要方法，本病在此区域点刺放血仍然效佳。

外三关穴是董师用于治疗各种瘤及癌的要穴，之后的董氏传人均用于各种瘤、癌的治疗，并取得显著的疗效，且在临床中有许多相关的报道，因此外三关也是治疗脂肪瘤的重要穴位。

在临床治疗单发的脂肪瘤，或仅有几个，笔者是以火针直接刺之，作用快，并且不需要天天针，几次就能痊愈。

第五章　皮肤科病症

第一节　痤疮

痤疮俗称为"粉刺""青春痘"，是一种毛囊皮脂腺慢性炎症性皮肤病，多发生于青春期的男女，好发于面部、胸背等处。形成丘疹、脓疮等损害，为美损性疾病。西医学认为，本病与内分泌失调、细菌感染有关。中医学认为，过食肥甘厚味，脾胃湿热内蕴上蒸；肺经蕴热、外受风邪或冷水渍洗，使血热蕴结而导致本病。

针灸治疗本病取效满意，能够较快地达到治愈目的，是治疗本病的有效方法。

特效用穴

大椎穴、肺俞穴（点刺出血）；耳尖或耳背瘀络（点刺出血）；制污穴（点刺出血）；驷马穴；外三关穴、腑肠穴。

临床运用及说明

针灸治疗本病效果较好，尤其刺血，作用更快，许多患者仅刺血就可以治愈。对急性红肿的青春痘可在大椎穴刺血治疗，或在董氏奇穴中的制污穴处刺血，慢性患者可在耳尖及耳背瘀络刺血，急慢性患者均可在肺俞刺血，一般每周2次刺血即可。对于一般的粉刺均可以用驷马穴治疗，驷马穴作用于肺，肺主皮毛，粉刺与肺的关系密切，因此在中医中又有"肺风粉刺"之称，所以本穴组治疗粉刺极具特效。对于红肿较大的粉刺除了刺血外，常配毫针针刺外三关穴、腑肠穴治疗，仅对红肿较大的粉刺治疗有效。

传统针灸以曲池穴、血海穴最为常用。针灸治疗本病疗效虽然较好，但应注意日常的调理，否则容易复发。平时应注意皮肤清洁，尽量用温水洗脸，去除面部的油脂，不要用手挤压皮疹粉刺，以免引起瘢痕或感染。饮食宜清淡，不要乱用化妆品。

第二节　黧黑斑

黧黑斑相当于西医学中的黄褐斑，中医学中又称为"面尘""肝斑""面黑肝"。又俗称"妊娠斑""蝴蝶斑"。是面部常见的美损性疾病，多见于怀孕、人工流产及分娩后的女性，是一种色素代谢异常的疾病。主要表现为面部出现淡褐色斑或深褐色斑，多不被注意而渐渐发生。色素斑最初为多发性，渐渐融合成大小不一、不规则的斑片，多对称性分布于颧部、前额、两颊部。西医学认为本病的发生，与内分泌失调，精神压力大，并与日晒，长期使用化妆品或长期服用某些药物以及某些慢性病有关。

中医学认为，平素情志不畅，肝郁气滞；冲任不调，肝肾亏虚，阴虚内热，或久病气血亏虚，营卫失和，面失所养；或饮食不节，忧思过度，损伤脾胃，脾虚湿困，痰郁互结可致本病的发生。

针灸治疗本病则能够有效地调整机体失调状态，达到治本的功效，不但能够有效祛斑，在祛斑的同时，还调整了机体气血，有效地改善了面部血运，使面容更为光洁靓丽。

特效用穴

四花中穴、四花外穴；指驷马穴或足驷马穴；上三黄穴；四花上穴。

临床运用及说明

指驷马穴是董师用于本病治疗的穴位，其穴在手阳明经脉上，手阳明多气多血，手阳明大肠与手太阴肺相表里，肺主皮毛，故能治疗脸面黑斑。足驷马穴与指驷马穴有相同的作用，其功效更加强大，是治疗皮肤病的一组特效穴，其穴在足阳明胃经上，气血更为充盛，调理气血作用强，是美容的要穴。董氏奇穴中有三组美容的特效穴，除了足驷马穴之外，还有下三皇穴和上三黄穴，下三皇穴针之能使皮肤细嫩，白里透红；上三黄穴作用于肝，具有疏肝解郁、化瘀消斑的作用，治疗肝斑具有特效，故是美容的要穴。四花上穴在多气多血的足阳明胃经，并近于合穴足三里，本穴紧贴胫骨进针，作用更强，用之可起到疏通阳明之脉，激发阳经之气，益气养血，化瘀消斑。

第三节　皮肤瘙痒症

皮肤瘙痒症是一种自觉瘙痒而无原发性损害的皮肤病，主要表现为全身或局部皮肤瘙痒，由于不断搔抓，常有抓痕、血痂、色素沉着及苔藓样变等继发性损害。本病多见于成年人，老年人更为多见，老年人多于冬春季发病，青壮年多于夏季发病。西医学对本病的发病机制尚未明确，一般认为瘙痒的发生直接或间接与神经、精神因素密切相关，与体质、代谢等因素也有一定的关系。根据发病的部位分为局限性和全身性瘙痒。

本病与中医学的"痒风"相类似。中医学认为，禀赋不足，血热内蕴，外感之邪侵袭，血热生风；或久病体虚，风邪侵袭，血虚生风；或饮食不节，损伤脾胃，湿热内生，化热生风，内不得疏泄，外不得透达，侵及肌表，发为痒症。

特效用穴

耳尖及耳背瘀络（点刺出血）；中九里穴、七里穴；足驷马穴；金前下穴、金前上穴。

临床运用及说明

耳尖及耳背刺血治疗皮肤病具有通治的作用，可用于多种皮肤病的治疗，在耳尖及耳背刺血，可有泻热祛风的作用，耳为手足少阳之会聚，少阳主风，故用耳尖、耳背刺血效佳。中九里穴与风市穴相符，风市者，风之市，故祛风之效极强，止痒的作用效佳。足驷马穴作用于肺，肺主皮毛，其穴并在大腿部的足阳明经，大腿肌肉丰厚，阳明气血充盛，调理气血的作用极强，气行血活，故治瘙痒症效佳。笔者在临床治疗本病，一般先是在耳尖及耳背瘀络点刺放血，再针驷马穴或中九里穴，常配传统针灸之血海穴、三阴交穴。金前上、下穴，名为金，作用于肺，其穴在膝上1寸之筋旁，筋而应肝，肺主气而应皮毛，肝主血而应风，所以本穴能调气血，而治疗瘙痒症，但是金前上、下穴笔者在临床较少用之。

第四节 荨麻疹

荨麻疹是临床中极为常见的一种皮肤病，发病率甚高，俗称为"风团疙瘩""风疹块"，是一种变态反应性疾病，现代医学认为是皮肤、黏膜的一种过敏性疾病，多因对周围环境如花粉、灰尘、油漆、食物、药物等过敏而引起。根据发病的情况可分为三种类型：一是急性荨麻疹（皮疹持续时间在24小时之内）；二是慢性荨麻疹（皮疹反复发作超过6周以上）；三是特殊类型荨麻疹（包括皮肤划痕症、寒冷性荨麻疹、胆碱能荨麻疹、日光性荨麻疹、压力性荨麻疹）。各种荨麻疹最主要的表现为皮肤上突然出现鲜红色或苍白色不规则的瘙痒性风团，大小不一成块，逐渐融合成片，遇风易发，故名为风疹块，又因时隐时现而称为瘾疹。轻者突然出现皮肤瘙痒，随之出现大小不等的风团，严重者可出现腹痛、恶心、呕吐、腹泻，或出现呼吸困难、胸闷、心慌、烦躁，甚至出现低血压等过敏性休克的严重状态。

中医学认为，本病由于先天禀赋不耐，标卫不固，腠理开泄，风寒、风热之邪乘虚侵袭，遏于肌肤，营卫失调所致；或饮食不节，胃肠积热，复感风邪，郁于肌表而发。此外，情志内伤、冲任不调、肝肾不足，血虚生风化燥，阻于肌肤而致本病。

特效用穴

委中穴、大椎穴（点刺出血，用于急性患者）；肺俞穴、膈俞穴（点刺出血，用于慢性患者）；耳尖及耳背瘀络（点刺出血）；腕顺一穴、腕顺二穴处瘀络（瘀络点刺出血）；驷马穴；中九里穴、七里穴；神阙穴（闪罐法，用于慢性患者）。

临床运用及说明

针灸治疗荨麻疹有很好的疗效，尤其是刺血方法更具特效，这是因为荨麻疹为中医之风证，根据"治风先治血，血行风自灭"的理论取用，临床效果确有佳效，因此在本病中有多个刺血方案治疗。委中穴与大椎穴对急性荨麻疹有特效，委中又名血郄，可理血和营；急性荨麻疹多是风邪遏于肌表，针刺大椎穴，疏泄风邪，二穴同用，以达治风行血之效。肺俞为肺的背俞穴，肺主皮毛，故能治疗皮肤病；膈俞为血之会，用此穴能活血祛风而止痒。腕顺一穴、腕顺二穴是董氏治疗本病的刺血区，二穴在手太阳小肠经，太阳主一身之表，《灵枢·经脉》言："盛则泻之。"刺血就是以泻为用，用之能祛风散邪、活血通络、止痒，故腕顺一穴、腕顺二穴用于荨麻疹的治疗效佳。

驷马穴及中九里穴均为董氏治疗皮肤病的主穴，对皮肤病有通治的功效，二穴组对荨麻疹仍有佳效。神阙穴对荨麻疹的治疗有特殊的疗效，以火罐闪罐为用，通过临床实践来看，本方法对慢性荨麻疹更有效，尤其闪罐后此处紫暗明显的为更佳，越紫暗疗效越好，这一方法源于民间。神阙为任脉之穴，具有健运脾阳，和胃理肠，温阳救逆等作用。神阙穴闪罐，祛风利湿，使内邪由此而出，故而特效。

传统针灸笔者除了用神阙穴闪罐外，还常用曲池、风市、血海几穴，以上是治疗本病的重要穴位。

第五节　湿疹

湿疹也是常见的皮肤病之一，为多发性变态反应性皮肤病。表现为多形性皮肤损害，弥漫分布，剧烈瘙痒，常有糜烂，流水，对称性发作，多为反复性发病，常常转化成慢性病。西医学在目前对其病因尚不完全明确，一般认为是一种由多种内、外因素引起的真皮浅层及表皮炎症。中医学也从内外因素认识本病，内因主要是先天禀赋不足，外因为风湿热邪侵袭肌肤，郁于腠理而发。根据患病的部位不同而又有不同的名称，如发于头面部的称面游风；发于耳后者称旋耳疮；发于四肢肘膝关节屈曲部位者称四弯风；发于阴囊部者称肾囊风；发于脐部者称为脐疮；婴幼儿发生在面部者成为奶癣。近年来，湿疹发病呈明显上升趋势，这可能与气候环境变化、大量化学制品在生活中的应用及精神紧张、生活节奏加快、饮食结构改变有关系。

本病大多缠绵难愈，反复发作，治疗棘手，针灸有较佳的疗效，具有绿色、无耐受性、可重复性的特点。

特效用穴

四花中穴、四花外穴瘀络（点刺出血）；尺泽穴、委中穴（尤适宜急性者，点刺出血）；耳尖及耳背瘀络（点刺出血）；驷马穴；四花上穴、人皇穴（用于慢性湿疹）。

临床运用及说明

急性湿疹若能正确治疗则可以较快地解决，但是慢性湿疹病情不稳定，易反复发作，所以对慢性湿疹的治疗应注意平时合理的生活调节，积极寻找病因以祛除。在治疗时应重视刺血治疗，在急性期尤以尺泽穴与委中穴最为特效，具有清热泻火、行血祛瘀之效。耳尖、耳背刺血与驷马穴用毫针针刺，均是皮肤病的特效用穴，具有广泛的作用。二穴组对本病仍有很好的调治功效。慢性湿疹多为阴虚血燥，四花上穴近于多气多血足阳明胃经足三里穴，足三里为本经之合穴，合穴气血充盛，脾胃为气血生化之源，本穴贴于胫骨，调气血作用更好，故有濡润肌肤的作用。人皇穴近于三阴交穴，是养血润燥的重要穴位，因此四花上穴与人皇穴合用治疗慢性湿疹极具特效。

笔者在传统针灸中以血海穴、曲池穴最为常用。血海为血之海，本穴有活血、疏风、祛湿的作用，"治风先治血，血行风自灭"。故对湿疹有效，尤其对腰以下的湿疹疗效更佳，正如《医宗金鉴》中云："血海治男子肾脏风，两腿疮疡湿痛。"曲池具有疏风清热的作用，是传统针灸治疗皮肤病的特效穴。正如《马丹阳天星十二穴治杂病歌》中言："曲池……遍身风癣癫，针着即时廖。"慢性湿疹常加用三阴交穴，本穴为足之三阴之交会，具有疏肝健脾补肾的作用，因此能起到养血润燥之效。

第六节　银屑病

银屑病又称为牛皮癣，中医中又称为"松皮癣""干癣""风癣""白壳疮"等。是一种原因不明而又常见并易复发的慢性炎症性皮肤病。好发于四肢的伸侧，以皮肤红斑性损害上覆盖银白色鳞屑，剥去鳞屑可见出血点为主要特征。男女老幼均可发病，但以青壮年男性为多，多在冬季加剧。本病具有发病率高、病情顽固、易于复发的特点，对患者身心影响颇大。西医目前对本病病因尚未完全明确，认为本病的发生与遗传、免疫、感染、微循环障碍有关，因此治疗尚无有效的方法。

中医认为本病的发生，是由于素体血热，复受风寒或湿热燥毒所致。针灸治疗具有较佳的疗效，值得临床推广运用。

特效用穴

耳背割治放血法，第 1 胸椎至第 12 胸椎夹脊与背俞之间反应点挑刺法，足驷马穴与上三黄穴交替用针。

临床运用及说明

本病病因以血热为主，因此刺血治疗非常重要，刺血是泻热的实效方法，因此疗效非常好。耳背割治放血法是民间所用的实效方法，用铍针或手术刀片在上耳背与中耳背之间划割两条长 3~4 厘米的切口，以出血数滴即可，每隔 3~5 日两耳交替割治。这一方法治疗本病，方法简便，疗效确实。背部反应点挑刺法也具有简便实效的特点，在第 1 胸椎至第 12 胸椎两侧各旁开 0.5~1.5 寸处找反应点，然后用三棱针挑刺反应点，使反应点出血几滴即可。隔日 1 次，1 周为 1 个疗程。

足驷马穴是治疗各种皮肤病的特效穴，尤其对本病非常有效，笔者临床常与上三黄穴交替用针。银屑病患者普遍性情急躁，情绪波动大，容易上火，所以疏肝解郁非常重要，上三黄穴作用于肝，能够疏肝解郁，因此本穴对银屑病调整有重要作用。常以足驷马穴与上三黄穴交替用针。

本病大多较为顽固，缠绵难愈，因此治疗疗程大多较长，所以医患之间需要密切配合，当病情改善后，需要一定时间的巩固治疗，以防复发。传统针灸笔者常以血海、三阴交、风市三穴为常用，在临床中常与董氏奇穴中的驷马穴、上三黄穴配用。

第七节　杂症

一、鹅掌风

特效用穴

十宣穴（点刺出血）；委中穴、尺泽穴患处瘀络（点刺出血）；指驷马穴、木穴（患侧）；八邪穴、劳宫穴。

临床运用及说明

鹅掌风又俗称为富贵手，严重者手足裂开，一般治疗十分棘手，董氏奇穴木穴对本病有很好的作用，在患侧用穴，配用患侧指驷马穴则有更佳的疗效，对于病情重者可以先刺血，初发者可在十宣刺血，病程久者可在委中穴与尺泽穴点刺放血。

二、颈项皮肤病

特效用穴

肩中穴；曲池穴。

临床运用及说明

董师在肩中穴中指明治疗颈项皮肤病有特效，这里颈项皮肤病则应是特指颈项部的神经性皮炎，因为大多数神经性皮炎是从颈项部开始，是神经性皮炎的高发部位。笔者通过临床运用也验证了这一点，通过肩中穴治疗颈项部神经性皮炎具有确实的作用。

三、灰指甲

特效用穴

水愈穴（点刺出血）。

临床运用及说明

灰指甲发病来说并不少见，虽然本病不严重，但是缺乏有效的治疗手段，因此多数患者一般不选择就诊，而选择针灸的患者更为少见。水愈穴治疗灰指甲则是赖金雄医师之经验，笔者在临床也尚未有本穴治疗灰指甲的经验，因本病近几年来发病率在增加，治疗尚无有效的方法，而就其功效摘录于此，以供大家参考，若大家有机会时可以试用这一功效。

四、神经性皮炎（苔藓样病变）

特效用穴

耳尖及耳背（点刺出血）；肩中穴、驷马穴；曲池穴、血海穴、三阴交穴。

临床运用及说明

神经性皮炎是临床常见皮肤病之一，发病部位可遍及全身，有的仅在某一个部位发生，有的则在多个部位，以颈项部最为多见，其次为肘关节、小腿、臀部及腹股沟多见。颈项部皮炎的治疗前面已专门讲述。其他部位的皮炎以驷马穴配传统穴位为用。单纯某一个部位的皮炎笔者以皮肤针叩刺加局部围刺最为常用，疗效较佳。

第六章 五官科病症

第一节 牙痛

民谣有"牙痛不算病，疼起来真要命"之说，这说明了牙痛之症在平时生活中十分常见，一个人的一生中几乎都会有或轻或重的牙痛经历，所以才有了"牙痛不算病"之说。虽然不算病，但疼起来却要命，这又说明了牙痛的痛苦性极大，往往使得寝居不安。民谣还有"牙疼方，一大筐"之说，这又说明了治疗牙痛的方法不少，但是能起到根本治疗的极少，若有管用之法，就不会出现一大筐方法了。针灸治疗牙痛有着作用快、治疗效果好、无副作用的特点，许多患者一穴一针即能达到疗效。

特效用穴

脚背（陷谷穴至解溪穴）瘀络点刺；侧三里穴、侧下三里穴；灵骨穴；下白穴；三叉三穴。

临床运用及说明

针灸治疗牙痛具有较好的疗效，但是在治疗时一定要明确辨证，其辨证要从经络和病性辨证两方面着手，从经络来看，上下牙经络分属不同，上牙归属于足阳明经，下牙归属于手阳明经；病性辨证包括3个方面，一是胃火牙痛，二是风火牙痛，三是肾虚牙痛。上牙痛主要以足阳明胃经用穴为主，下牙痛主要以手阳明经用穴为主。胃火牙痛以清泻阳明之火为用，如厉兑、内庭等穴，风火牙痛以翳风、外关、风池等穴为主，肾虚牙痛以太溪、复溜等穴为常用。传统针灸治疗牙痛非常重视手阳明大肠经，手阳明大肠经在古代被称为齿脉，对牙齿有着特殊的功效，尤其手阳明经远端穴位对牙痛皆有一定的功效，临床治疗牙痛最常用的合谷穴也是本经穴位，是牙痛的首选穴。特别是龋齿痛，本经的穴位更为首选，如经穴阳溪、络穴偏历、郄穴温溜，皆能治疗龋齿痛。以上是传统针灸治疗牙痛最核心的辨证用穴。

董氏针灸治疗牙痛以侧三里穴、侧下三里穴最为常用，其疗效非常满意，通过临床实践来看，作用非常确实，若与灵骨穴配用，疗效更佳。对急性牙痛配合在足背处刺血发挥作用更快，这也是董氏针灸治疗牙痛常用的方法。下白穴在原著中言之可治疗牙齿发酸，这是肾虚牙痛的表现，下白穴在三焦经上，三焦与肾相别通，因此可治疗肾虚性牙痛。无论董氏奇穴还是传统针灸治疗牙痛，远端用穴均可加用局部的穴位为牵引针，作用将会更强，上牙痛常加用下关穴，下牙痛常加用颊车穴。

第二节　耳鸣、耳聋

耳鸣、耳聋是听觉异常的症状。耳鸣是听觉功能紊乱产生的一种症状，自觉耳内鸣响，如蝉如潮，以妨碍听觉为主症；耳聋以听力减退或听觉丧失为主症。临床上耳鸣、耳聋既可单独出现，亦可先后发生或同时并见，所以一并论述。西医学认为，各种因素导致听神经损伤或先天听觉障碍可致耳聋，根据病变部位可分为传导性耳聋、感音神经性聋和混合性聋；根据病变性质可分为器质性和功能性耳聋；按发病时间特点分为突发性、进行性和波动性耳聋。

中医学认为，本症病因可分为内因、外因，内因多由恼怒、惊恐，肝胆风火上逆，以致少阳经气闭阻，或痰火壅结耳窍，亦有突然爆响震伤耳窍引起者。从病性看，发病有虚实二因，虚为肾虚，实为肝胆火旺。从经络学来看，手足少阳及手太阳经与耳的关系最为密切，肾开窍于耳，因此传统针灸治疗本病多从这几条经脉中选穴。

针灸治疗耳鸣、耳聋有着较好的疗效，尤其对属于西医所言的神经性耳鸣、耳聋针灸具有特效，若能辨证用穴，可有较佳的疗效，但是对于病程较久者，疗效就会明显下降，一般来说病程越长，治疗效果也就会越差，因此及时正确的治疗至关重要。

特效用穴

足外踝周围瘀络（点刺出血）；总枢穴（点刺出血）；指驷马穴或足驷马穴；下三皇穴；中九里穴、七里穴；火硬穴或六完穴；中九里穴、三叉三穴、足驷马穴。

临床运用及说明

针灸治疗耳鸣、耳聋主要从三个方面进行辨证用穴。一是从经络循行辨证用穴，与耳直接联系的经脉有三条，分别是手足少阳与手太阳小肠经，尤其是手少阳三焦经与耳的联系最为密切，其中有两个分支联系到耳朵，一支系耳后，直上出耳上角，以屈下颊至䪼（zhuo），另一支从耳后入耳中。因此在古代医著中三焦经脉被称为耳脉，治疗耳内疾病也主要从手少阳用穴，如液门、中渚、外关等穴是治疗耳疾的要穴；二是从病性辨证处方，从病性辨证主要分为虚实二证，虚证为肾虚，实证多为肝胆火旺。临床实际患者一般虚实夹杂的为多，既有肾虚的问题，也有肝胆火旺的问题，所以临证用穴需要明确虚实之因的轻重，根据虚实辨证组方用穴；三是根据局部穴位治疗局部的病症配用局部用穴，头面部的穴位以治疗局部病症为主的特点，则以耳前、耳后穴位为主，如耳前三穴（耳门、听宫、听会），以听宫最为常用，这是因为听宫穴是手太阳小肠经之入耳处，并分别与手足少阳交会，一穴可通入耳三经。耳后的穴位主要以翳风、完骨为主，笔者以翳风穴最为常用，由此二穴（听宫、翳风）一前一后，直接夹击耳部，作用极效。以上三点是针灸治疗耳鸣、耳聋取穴获效的关键点。传统针灸耳部穴位配合董氏奇穴治疗具有显著的疗效。

董氏奇穴中也有诸多的用穴，董师所设用穴有指驷马穴、灵骨穴、花骨一穴、足驷马穴。无论耳鸣、耳聋均以足驷马穴用之最多，无论虚实皆可治疗，是治疗耳疾的特效用穴，本穴治疗耳鸣、耳聋有确实的疗效。足驷马穴在多气多血的足阳明胃经，调理气血作用甚佳，作用于肺金，透过金生水，肺以调气，所以治疗耳疾作用特效。笔者在刚刚学习董氏针灸时，就是以此穴组治疗耳鸣、耳聋获得了临床大效，才有了更进一步学习董氏针灸的兴趣；下三皇穴以补肾为主，主要用于肾虚者；中九里穴作用于少阳，以调少阳经脉为用；火硬穴与六完穴作用于肝胆，以清泻肝胆之火为用。笔者在临床运用时常先以外踝周围瘀络点刺放血，然后再针足驷马穴，配中九里穴、三叉三穴为常用，肝胆火旺者加配火硬穴，肾虚者加配肾关穴或人皇穴。

第三节　聤耳

聤耳又称脓耳，相当于西医学中的急、慢性中耳炎，本病是耳部最常见的疾病，以青少年为高发，反复发作是其特点。聤耳是指中耳黏膜、鼓膜或深及骨质的急、慢性化脓性炎症。急性患者多发病突然，伴有发热、耳部疼痛及流脓的表现。慢性患者常因劳累、耳内进水或感冒等因素诱发，反复发作流脓为特点，长期反复发作可导致听力下降，严重者可引起严重的颅内外并发症而危及生命。

中医认为本病的发生多因外感风热、情志抑郁、嗜食辛辣厚味而致肝胆火挟湿上攻于耳而发。

特效用穴

外踝四周瘀络（点刺出血）；制污穴（点刺出血）；指驷马穴或足驷马穴

（中驷马穴、上驷马穴、下驷马穴）；外三关穴。

临床运用及说明

本病缠绵难愈、反复发作是其最大的特点，药物难以发挥疗效，针灸治疗具有较好的作用，急性期通过针灸则能起到疏风清热、解毒止痛的作用。对已化脓者，针灸可起到促进吸收、痊愈的功效。针灸治疗首先注重点刺放血的运用。外踝区是董氏针灸治疗耳部疾病反应区，在此区运用非常符合经络理论，外踝区为足少阳所过，耳朵就是被手足少阳所包绕，因此在此区点刺放血具有清泻肝胆之火的作用，通利少阳之效。制污穴点刺不仅治疗伤口不愈合具有特效，而且对带状疱疹、烧烫伤、脉管炎、口腔溃疡、聤耳等均有特效，制污穴是"制服血中之污"之意，通过在本穴处点刺放血可清除血中导致其感染的因素。无论在外踝还是制污穴点刺放血均有佳效，临床可以交替用穴。

驷马穴是董师唯一所列出能治疗中耳炎的穴位，指驷马与足驷马功效相同，唯足驷马的功效强于指驷马穴。外三关穴具有清热解毒的功效，因其治疗外科相关疾病具有特效作用，所以有"外三关"之称。

第四节　过敏性鼻炎

过敏性鼻炎包括了变应性鼻炎、血管运动性鼻炎、嗜酸性粒细胞增多性非变应性鼻炎几种，是机体对某些变应原敏感性增高而呈现以鼻腔黏膜为主的变态反应性疾病。临床以突然或反复发作的鼻痒及喷嚏或流清涕、鼻塞等为主要特征的鼻病。阵发性鼻痒，打喷嚏，少则几个，多则几十个，继之流大量清水样涕，不能控制，常伴以鼻塞和嗅觉减退。可见于任何年龄，可呈常年性发病或季节性发病。

本病属于中医学中的鼻鼽，中医学认为，本病多由脏腑虚损，正气不足，尤以肺气虚弱，腠理疏松，卫表不固，风邪、寒邪或异气乘虚入侵，犯及鼻窍所致。

本病缠绵难愈，现代医学用药治疗既难以根治，又因药物副作用大，所以使得许多患者长期带病生活，针灸治疗具有较佳的疗效。

特效用穴

指驷马穴或足驷马穴；火腑海穴；四花上穴；灵骨穴、四花上穴、驷马穴。

临床运用及说明

针灸治疗本病由来已久，在古代多部针灸医籍中均有相关记载，其治疗效果确切，具有见效快而无不良反应的特点。驷马穴作用于肺，肺开窍于鼻，对鼻疾具有广泛的治疗作用，是治疗所有鼻病的特效用穴。火腑海穴也是董师用于治疗本病的穴位，本穴与传统针灸的手三里穴相符，手三里穴处于多气多血的手阳明大肠经，手阳明夹鼻而行，"还出挟口，交人中，左之右，右之左，上挟鼻孔"。因大肠经多气多血，调理气血作用极强，能疏风活络，所以治疗本病具有较好的作用。

笔者在临床运用中常以四花上穴、灵骨穴和驷马穴同用治疗本病获取了很好的治验。灵骨穴温阳补气的作用极强，其穴在手阳明经脉，多气多血，并与鼻子关系最为密切，四花上穴近于足三里穴，疏调鼻部气血作用极强，配用治疗鼻疾的特效用穴，可有很好的功效，若再加一针迎香穴为牵引针，既可有立竿见影之效，也能有效治本。

第五节　鼻窦炎

鼻窦炎是耳鼻喉科常见疾病，临床包括急、慢性两种。急性鼻窦炎是鼻窦黏膜的急性卡他性炎症或化脓性炎症；慢性鼻窦炎为急性鼻窦炎反复发作、迁延日久所致，临床可以单侧或单窦发病，但以双侧、多窦发病为常见。临床主要以鼻塞、头痛、浊涕（黄黏涕或脓涕）及嗅觉减退为主要表现，多在冬季为明显，感冒后诱发或加重。发病人群以少儿发病为多。

本病相当于中医学的鼻渊，又有"脑漏""脑砂""脑渊"等称谓。中医学认为，鼻渊的发生，多因外感风热邪毒，或风寒侵袭久而化热，邪热循经上蒸鼻窍；或胆腑郁热，循经上犯，蒸灼鼻窍；或脾胃湿热，邪毒循经上扰等引起；或久病体弱，肺气虚损，肺卫不固则邪毒易于滞留，上结于鼻而为病；或饮食不节，劳作太过，思虑忧伤，损伤脾胃，精微化生不足，清阳不升，鼻失濡养而发。

特效用穴

驷马穴；侧三里穴、侧下三里穴；灵骨穴、火硬穴。

临床运用及说明

驷马穴既是治疗各种肺病的特效穴，也是治疗各种鼻病的特效穴。驷马穴作用于肺，肺开窍于鼻，针刺驷马穴有疏散鼻部郁热而通鼻窍的功效，因此驷马穴治疗鼻部疾病具有特效作用，用于鼻窦炎的治疗确有卓效。侧三里穴与侧下三里穴在少阳（胆）与阳明（胃）之间，胆腑郁热循经上犯鼻窍是导致慢性鼻窦炎的主要原因，阳明不通，精微化生不足，鼻失濡养也是导致本病的重要原因，因此用侧三里、侧下三里治疗鼻窦炎甚效。

传统针灸治疗本病主要以鼻部周围的穴位为主，临床则是以鼻部三针（印堂、迎香、鼻通）和通天穴最为常用，具有立竿见影的疗效，笔者在临床治疗时也常配以局部的穴位，尤其是初期治疗效果良好，巩固治疗则以远端穴位为主。

第六节 鼻衄

鼻衄就是鼻腔出血，为耳鼻喉科常见疾病，尤其是在耳鼻喉科急诊中更为常见。发生的原因比较复杂，既可以由鼻子局部原因导致，也可以由某些全身性疾病所致。中医学中又有"鼻红""鼻洪""脑衄"之称。在女性中还有一种特殊的鼻出血，就是每以经期而出现鼻出血，这种称之为"倒经"。中医学认为，鼻子出血是由于鼻中络脉损伤，血液溢于脉外所致。

特效用穴

肩中穴；六完穴；腕顺二穴；博球穴。

临床运用及说明

董师用于鼻出血所设穴位有腕顺一穴、肩中穴、博球穴，临床以肩中穴最为常用。以手躯对应来看，肩部应于头部，本穴在肩部正中央，又对应于鼻，所以能治疗鼻病，肩部肌肉丰厚，以肉应脾，脾统血，所以治疗鼻子出血效佳，尤其对于血管硬化而致的鼻出血最具特效。六完穴主要功能是止血，因此六完穴也能治疗鼻子出血。对于博球穴和腕顺一穴治疗鼻子出血的功效笔者尚无运用经验，请读者临床进一步验证其疗效。

传统针灸中笔者以上星穴与孔最穴最为常用，二穴治疗鼻出血有很好的疗效。上星穴是历代临床治疗鼻出血的要穴，具有清泻鼻窍之火，凉血止血之效，早在《针灸甲乙经》《针灸资生经》《神应经》等医籍中均有上星穴治疗鼻出血的经验记载，用于鼻部出血效果确实。孔最穴为肺经之郄穴，阴经之郄穴善治血证，肺开窍于鼻，因此用孔最穴治疗鼻出血既有理论根据也有很好的实际疗效。

第七节 喉痹

喉痹又称为咽喉肿痛，是指口咽和喉咽部病变而致的以咽喉红肿疼痛为主要症状的系列疾病，常伴发热、咽干、吞咽不适、声音嘶哑等症状，是耳鼻喉科最为常见的病症。可见于西医学中的上呼吸道感染、急性咽炎、慢性咽炎、扁桃体炎、扁桃体周围脓肿、咽喉脓肿、急性喉炎等疾病。

中医学认为，喉痹多由外感风热或风寒，或肺胃积热，或虚火上炎等因素所致。

特效用穴

喉蛾九穴（点刺出血）；少商穴（点刺出血）；足千金穴、足五金穴；外三关穴；三叉三穴配分金穴。

临床运用及说明

咽喉肿痛是临床常见病，也是针灸的优势病种，因此董师对此设穴较多，有刺血用的耳背穴、喉蛾九穴，也有毫针用的分金穴、失音穴、足千金穴、足五金穴、外三关穴、鼻翼穴，这些穴位各有所用，有一定的针对性。一般的咽喉肿痛在少商穴点刺放血即可有效，并有立竿见影的作用，疼痛严重时可配用商阳穴同用，对于声音嘶哑的患者可在喉蛾九穴点刺放血，对于喉蛾九穴临床运用时，可仅选取喉结及其上 1 寸与下 1.5 寸处各一穴，加上喉结左右旁开 1.5 寸各一穴即可。

名为五金、千金之穴均对咽喉疾病有效，尤其足五金、足千金作用最强，穴名为"金"，与肺有关，可治肺系疾病，二穴合用，以治疗咽喉病变为特效；外三关穴具有清热解毒之效，犹如传统针灸曲池穴，主治肺系病之扁桃体炎、喉炎等咽喉疾病；三叉三穴与传统针灸液门穴相符，液门为三焦经之荥穴，"荥主身热"，在五行中属水，因此清泻三焦之火的作用极强，因此是咽喉疾病的特效穴。笔者在临床治疗咽喉肿痛一般先在少商穴点刺放血，再针三叉三穴、足千金穴、足五金穴。

第八节　喉喑

喉喑为中医之名，是指说话声音嘶哑或不能出声，若是急骤起病者，又称为"暴喑"或"卒喑"；若是反复发作，甚或迁延不愈，称之为"久喑""久无音"。可见于西医学中的急慢性喉炎、喉返神经麻痹、声带麻痹、声带小结及癔症性失音等疾病。

中医学认为，喉喑有虚实之分，与肺肾关系密切。实证多由风寒、风热犯肺，肺气失宣，邪气凝滞于喉，或情志不舒、肝气犯肺，气滞痰凝，阻滞喉窍，导致"金实不鸣"；虚证多因肺肾虚损，喉窍失养，导致"金破不鸣"。

特效用穴

总枢穴（点刺出血）；失音穴；背面穴。

临床运用及说明

此三穴均是董师治疗失音所设穴位，治疗失语性疾病确具佳效。总枢穴在督脉上，处于风府穴与哑门穴之间，传统哑门穴是治疗失语疾病的要穴，风府穴疏调脑部气血极强，因此总枢穴治疗失语极具特效。本穴治疗失语仅用浅刺放血即可，点刺放血既简单，又避免了风险，可谓一举两得。失音穴因治疗失音而得名，治疗失音与喑哑确实有效。一般先点刺总枢穴，再针刺失音穴，即可获效。背面穴与传统针灸肩髃穴相符，其穴处于手阳明大肠，大肠与肺相表里，通过调肺气、疏阳明之气血而治疗发音无力。失音穴善治暴喑（突然失语），舌强难言以总枢穴为特效，发音无力以背面穴为特效。

传统针灸治疗失语笔者以商丘、哑门、通里三穴最为常用，商丘三穴治疗失语性疾病极具特效，这有两个方面的作用原理：一是商丘三穴为脾经之经穴，脾经与舌的关系最密切，"连舌本，散舌下"，"病变于音者，取之经"，因此商丘穴治疗失语疗效甚佳；二是本穴为土金穴，具有补脾生金的作用。通里穴为心经之络穴，心开窍于舌。手少阴之络"循经入于心中，系舌本"，直接联系于舌，早在《马丹阳天星十二穴》中记载"欲言声不出"的运用。用通里穴治疗不能言，既有丰富的理论也有古医家临床治验。

第九节　目赤肿痛

目赤肿痛俗称为"红眼病"，又有"风热眼""天行赤眼"之称。中医学认为，目赤肿痛的发生多与感受时邪疫毒或素体阳盛、脏腑积热等因素有关；风热时邪侵袭目窍，或肝胆火盛，循经上扰，以致经脉闭阻，血壅气滞而发病。目赤肿痛就是眼病的一个表现症状，是指一切能引起眼睛红肿疼痛的疾病。相当于西医学中的结膜炎，由细菌或病毒感染而致，结膜炎具有很强的传染性，多见于春秋季节，可散发感染。

针刺治疗目赤肿痛有较好的疗效，尤其是点刺放血更具有简、便、廉、验的特点。

特效用穴

太阳穴（点刺出血）；耳尖、耳背（点刺出血）；肩胛区反应点（挑刺出血）；上白穴；火硬穴；花骨一穴。

临床运用及说明

本病属于热证，根据"热则疾之"的理论，点刺出血治疗本病具有特效的作用，太阳穴位于眼旁，点刺出血及针刺泻法可清泻眼部之郁热，消肿止痛。耳尖为经外奇穴，点刺出血具有清泻目窍火毒的作用。目赤肿痛的患者往往在两肩胛之间出现丘疹样反应点，其反应点压之不褪色，就其反应点挑刺。目为肝之窍，火硬穴与肝经荥穴行间相近，"荥主身热"，刺之火硬穴，可加强泻热的作用。上白穴是治疗各种眼疾之效穴，手掌对应于头面五官，此穴在荥穴的位置，故治疗目赤肿痛效佳。花骨一穴是治疗眼病及眼周病专穴，本穴组与脚背肝经之太冲、行间及其前后相对应，故治疗本病就有很好的作用。

第十节　麦粒肿

麦粒肿是指眼睑边缘生小疖，红肿疼痛，形似麦粒，因此称为"麦粒肿"，又称为"针眼""土疳"，俗称为"偷针眼"。本病为常见病，单侧发病为多，双侧同时发病的也不少见，以青少年发病为多，多数预后较好，但对反复发作或治疗不当者可导致硬结不消，使硬结长期遗留，可影响眼睑外观或功能，但对视力无影响。

本病相当于西医学中的外睑腺炎，是眼睑腺体的急性化脓性炎症，为葡萄球菌侵入眼睑腺体而致。根据发病部位有内外之分，发生于睫毛、毛囊或周围皮脂腺者，称为外麦粒肿；发生于睑板腺者，称为内麦粒肿。

针灸治疗本病具有用穴少、疗效高、作用快、无副作用的特点，是针灸之优势病种。

特效用穴

足中趾趾腹（主要用于下眼睑麦粒肿，点刺出血）；耳尖及耳背（主要用于上眼睑麦粒肿，点刺出血）；患侧肩胛区（主要用于上眼睑麦粒肿，点刺出血）；灵骨穴。

临床运用及说明

通过长期的临床观察分析，针灸治疗本病可谓首选方法。传统针灸治疗本病则从经络学角度辨证用穴，根据足太阳膀胱经行于上眼睑，足阳明胃经行于下眼睑，以及《灵枢·经筋第十三》"太阳为目上网，阳明为目下网"的理论辨证用穴，上眼睑的麦粒肿当治足太阳膀胱经，下眼睑的麦粒肿当治足阳明胃经。因此上眼睑的麦粒肿可在背部肩胛区足太阳膀胱经的循行区域寻找一些如小米粒大小的小红点，稍高起于皮肤，少则三两个，多则有十几个，可用一次性刺血针头点刺或挑刺出血，再用手挤捏点刺部位使之出血，出血原则是"血变而止"即可。这种反应点的针刺疗法由来已久，自古就有相关治疗记载，如《针灸聚英·卷三》："偷针眼，视其背上有细红点如疮，以针刺破即瘥，实解太阳之郁热也。"《证治准绳·第七册·七窍门上》也有相关记载："土疳症，有一目生又一目者，有只生一目者……其病不一，当随宜治之……谨按世传眼眦初生小疱，视其背上，即有小红点如疮，以针刺破眼时即瘥，故名偷针，实解太阳经结热也，人每试之有验。"

肩背部反应点适合于上眼睑的麦粒肿，对于下眼睑的麦粒肿一般不会在肩胛区出现反应点，因此下眼睑的麦粒肿就不选择这一方法。下眼睑的麦粒肿虽不在这一区域有敏感点，但仍可针对性地处理，其治疗点在足中趾趾腹部位，点刺放血具有特效。其运用仍然根据经络循行理论，下眼睑归属于足阳明胃经，足中趾趾腹也为足阳明胃经，足阳明胃经"下足跗，入中指内间；其支者，下廉三寸而别，下入中指外间；其支者，别跗上，入大指间，出其端"。可见，足中趾完全归属于足阳明胃经，所以在此部位点刺放血极具特效，对于病情严重者，当然也可以于足大趾、足次趾、足中趾同时点刺。

耳尖及耳背刺血对各种眼疾均有疗效，对麦粒肿尤具特效，无论上下眼睑皆可。耳尖及耳背刺血有活血化瘀、泄热消肿、通络止痛的作用。

灵骨穴对本病具有特效的作用，仅用本穴即可治疗，左右交替用穴。在日本将本穴又称之为"偷针眼穴"，可见本穴治疗该病作用极其强大，确具实效。临床治疗时一般先根据上下眼睑的不同确定刺血部位，上眼睑首先查找患侧肩胛区反应点；若是有反应点，先点刺反应点；若是没有反应点，就针刺患侧耳尖穴。下眼睑一般选择患侧足中趾的趾腹刺血。无论上下眼睑，再针灵骨穴，若早期患者，1~2次可愈。

第十一节　眼睑眴动

眼睑眴动就是俗称的眼皮跳或眼眉跳，又称为"目眴""胞轮振跳"。中医学认为本病是因气血不足、筋脉失养、血虚生风而致。在日常生活中极为常见，轻者不治可自愈，重者往往较为顽固，眼睑跳动时并连同半侧面部肌肉抽动，可波及面肌而诱发面肌痉挛。一般多为一侧发病，当情绪紧张、劳累、睡眠不足的情况下诱发或加剧，入睡时就完全消失。

本病相当于西医学中的眼睑痉挛、眼肌震颤，目前尚缺乏有效的疗法，针灸治疗疗效迅速而确切，无论近期及远期效果均较为肯定。

特效用穴

侧三里穴、侧下三里穴；肾关穴；四腑一穴、四腑二穴。

临床运用及说明

传统针灸治疗本病主要从两个方面辨证，一是根据经络循行理论，"太阳为目上网，阳明为目下网"，二是根据眼睑属脾的方面辨证用穴。上眼睑以申脉穴最为常用，下眼睑以三间穴为常用。

侧三里穴与侧下三里穴在胆经与胃经之间，善治少阳阳明两经及合经之病，又善治风痰之病。故对本病极具特效；肾关穴处于脾经上，眼睑属脾，又脾与小肠通，小肠经联系内外眼角，因此治疗眼肌痉挛效佳；四腑一穴与四腑二穴均为局部用穴，四腑一穴与传统针灸的丝竹空穴相符，四腑二穴与传统针灸的攒竹穴相符，均在上眼睑所处的部位，因此主要用于上眼睑的病变。

第十二节 眼睑下垂

眼睑下垂就是上眼皮睁开无力，而无力上提，甚或不能抬起。在古代被称之为"睢目"，又名"上胞下垂""眼睑垂缓"，严重者还被称为"睑废"。中医学认为本病的发生，多为气虚不能上提，或血虚不能养筋而致。

在西医学中可见于眼型重症肌无力、神经麻痹、眼外伤等疾病中。针灸对症状较轻和早期的患者效果良好。

特效用穴

火菊穴、三叉三穴；足驷马穴；肾关穴、光明穴；门金穴。

临床运用及说明

火菊穴与传统针灸的公孙穴相近，公孙为脾经之络穴，前额属足阳明胃经，足阳明多气多血，气血充足，眼睑属脾。而从全息对应来看，火菊穴对应于前额及眼部，因此用火菊穴治疗眼皮下垂疗效甚佳。董师并言之本穴可治疗眼皮发酸的作用；足驷马穴位于足阳明胃经循行线上，阳明多气多血，理气血的作用甚强，且其部位肉厚，以肉应脾。而其作用于肺，理气补气功效也强，故治疗眼皮无力提举可有特效。对于轻症患者常以火菊穴、三叉三穴与肾关穴、光明穴交替用针，对于严重的患者则以足驷马穴为主针。传统针灸治疗本病笔者以申脉穴最为常用，申脉穴为膀胱经的穴位，"太阳为目上网"，用之则为经络所行，为何膀胱经中独选申脉穴？因为申脉又为八脉交会穴之一，通于阳跷脉，阳跷脉联系诸阳经，阳气充足，因此本穴有"纯阳大药"之称。另阳跷脉作用之一能"司眼睑的开合"，所以用申脉治疗本病既有丰富的理论也有确实的疗效。

第十三节　斜视

斜视就是当眼睛注视目标的时候黑睛向内或向外歪斜，严重的时候就会出现重影（复视），也就是一个会看成两个的情况，这是瞳孔不能同步造成的，在正常情况下，两边的瞳孔转动是同步的，如果眼睛向左边看，两个眼睛的黑睛都会同步转动到左边，若往右边看也是同样。但是一侧的神经麻痹了，就会出现这种不同步的表现，在古代被称为"睊目""风牵偏视""神珠将反"等。两眼向内对视者，称为"对眼"，向外斜视者，称为"斜白眼"。主要表现为双眼黑睛向内或向外偏斜，转动受限，视一为二（就是所说的重影）。

本病相当于现代医学中的共同性斜视和麻痹性斜视。按眼位分为内、外、上、下斜视。

特效用穴

太阳穴（点刺出血）；肾关穴、光明穴；下三皇穴；上白穴、三叉三穴。

临床运用及说明

斜视病因较为复杂，根据发病情况分为先天性和后天性两种情况，先天性的治疗与治疗时间早晚有重要的关系，治疗时间越早效果越好，病程较久的患者就不易治疗。后天性的针灸治疗效果较好，但是病因不同，治疗的疗效差异性就很大。董师治疗本病主要从补肾角度运用，因此所用穴位均是以补肾为主用穴，下三皇穴为补肾的要穴，下三皇穴同针治疗本病其有效率可超过60%。在穴位中董师指出天皇副穴（肾关穴）能治疗本病，其中所说的眼球歪斜就是指本病，本穴的运用确有实效性，临床常与人皇穴或光明穴配用。笔者在临床治疗本病一般先于太阳穴点刺放血，然后再针刺肾关穴与光明穴，对一般患者均有较好的疗效，但是对顽固性的患者需要加配相关穴位，常加配传统针灸的风池穴，再根据麻痹的方向加用局部穴位，这样疗效会极佳。一般来说多数患者治疗较为缓慢，需要让患者坚持治疗。

第十四节　干眼病

干眼病，又称为干燥性角膜结膜炎，是由多种原因引起的泪液质和量异常或动力学异常，导致泪膜稳定性下降。主要表现为眼睛干涩、发痒、疼痛、烧灼、畏光、异物感、眼易疲劳或视力模糊及视力下降等症状。尤其近些年随着电脑、手机的普及和工作的变化，干眼症的发病率明显提高，并且呈现低年龄化的发展趋势。

本病相当于中医学中的"白涩症"。早在《灵枢·口问》中就有相关记载。通过长期的临床疗效看，针灸治疗本病有着较好的效果，对改善症状有较快的作用，通过治疗对比分析，针灸治疗要明显优于药物治疗，是治疗本病值得推广的一种优势方法。

特效用穴

太阳穴（点刺出血）；木穴；光明穴；花骨一穴；上三黄穴。

临床运用及说明

传统针灸治疗本病主要以眼睛周围的穴位为主，如睛明、瞳子髎、攒竹、丝竹空等穴，这些局部用穴具有立竿见影的效果，尤其睛明穴作用极具特效，是治疗眼疾的特效穴，但若单纯局部用穴则有用穴多，风险性大，易造成皮下血肿，且长期疗效不稳定的情况，在临床治疗时应当注意。董氏奇穴主张远端用穴，避免了以上缺陷，临床可以远近结合用穴治疗以提高临床疗效。

根据肝开窍于目的原理，治疗眼疾常以调肝为主，本病也是如此，木穴及上三黄穴均是这个治疗理念，木穴是治疗眼疾的常用要穴，对眼痒、流泪、眼睛红肿、眼干均能治疗，具有双向调节的作用。光明穴与传统针灸的复溜穴相近，复溜穴具有很好的滋阴作用，为肾经之母穴，补肾作用极强，可起到滋水涵木的功效，因对眼病具有特效作用，因此董师名为"光明"。笔者在临床治疗本病常先以太阳刺血，再以木穴、光明穴配睛明穴运用，疗效卓著。既有很好的即时疗效，也有很好的远期效果。

第十五节　老年性白内障

白内障是以晶状体混浊、视力逐渐减退至失明的一种慢性眼病。老年性白内障又称年龄相关性白内障，可占所有白内障患者的一半以上，是白内障发生的主要类型。多见于50岁以上的患者。主要表现为渐进性视力下降，直至完全失明，其病程长短不一。中医学中称之为"圆翳内障""如银内障"。早在《针灸甲乙经》中就有相关记载，传统针灸对此也积累了丰富的经验。通过长期的临床来看，针灸对控制症状、延缓疾病发展有着确实的作用。疾病治疗越早疗效越好。

近些年，随着本病手术技术的提高与普及，通过选择针灸治疗的患者已经明显减少。针灸治疗其实更有着一定的优势性，具有痛苦小、费用低、无风险的优势，因此在针灸治疗老年性白内障方面仍然有着积极推广的意义。

特效用穴

肾关穴、人皇穴；水相穴、光明穴；四花中穴。

临床运用及说明

董师治疗本病所设穴位有水相穴、水仙穴、光明穴，这些穴位治疗本病确有很好的疗效，所用均是以从补肾入手。老年性白内障的发生是由于年老体衰，肝肾亏虚，精血不足，不能濡养眼目而致。水相穴与传统针灸的太溪穴相符，太溪穴为肾经之原穴，有虚实可调的功效；水仙穴近于肾经水泉穴，并名为水，也作用于肾；光明穴近于传统针灸的复溜穴，复溜为肾经之母穴，滋补肾水的作用极强。这些穴位均通过以滋水涵木的作用而调补肝肾发挥治疗功效。

传统针灸则仍以局部穴位为主，临床治疗时可以适当配合局部穴位，笔者以球后穴、翳明穴为主。本病治疗时程较长，一般都在 1 个月以上的时间，因此笔者在临床治疗时常分成两组穴位交替用穴，肾关穴、人皇穴与水相穴、光明穴两组交替用针，再将球后穴与翳明穴交替配针。

第十六节　青光眼

青光眼是眼科中常见的复杂性眼病，简单地说，由于各种原因导致眼球压力增高，超过了正常的眼压范围（正常人的眼压为 10~20mmHg），因压力增高造成了视神经、视网膜损害的一种眼疾。临床主要表现为头痛、眼胀、视物模糊等。在西医学中根据病因将其分为先天性青光眼、原发性青光眼、继发性青光眼和混合型青光眼四种类型。

在中医学中又称之为"绿风""绿风内障""青风内障""绿翳青盲"等。早在《外台秘要》中就有相关记载，并载本病的发生是由"内肝管缺，眼孔不通"而致。中医学认为，郁怒伤肝，肝郁化火生风，风火上扰于目；或肝肾阴虚，精血耗损，目失涵养而致。针灸治疗本病有较佳的疗效，可作为有效的治疗方法之一。

特效用穴

太阳穴（点刺出血）；耳尖及耳背（点刺出血）；火硬穴或火主穴；肾关穴、光明穴。

临床运用及说明

对急性患者首先注重刺血的运用，病情越重者刺血量相对也多，对改善症状有较快的作用，可以在太阳穴与耳尖交替用针，对于严重者二穴可以同用。

本病急性患者的发生在中医辨证上多因肝阳上亢所致，因此平肝潜阳是主要方法。火主穴与行间穴相符，火硬穴与太冲穴相符，因此二穴所用就能清肝泻火、平肝潜阳，二穴治疗本病具有很好的作用；慢性患者多因肝肾阴虚，精血耗损而致，此时以滋水涵木的肾经穴位为主，因此下三皇穴就是慢性青光眼的主要用穴。笔者在传统针灸中以行间穴与风池穴为特效用穴。在临床治疗本病时一般先在太阳穴予以刺血，再毫针治疗，实证患者以火主穴、火硬穴为主，虚证患者以肾关穴、人皇穴为主。无论虚实再加配光明穴、风池穴，具有较佳的疗效，笔者在临床所用均取得了显著疗效。

一般来说，病程越短，疗效越好。早期积极合理的针灸治疗，可有效地控制症状，坚持长期规律地治疗，即可有效地治愈。

第十七节　生理性飞蚊症

飞蚊症就是发现眼前有飘动的小点状或细丝浮游物，有时闭眼也能看到，眼前见黑点在飞舞，犹如飞蚊而故名。飞蚊症有生理性和病理性之分，生理性飞蚊症就是没有眼部的器质性病变，一般是由于玻璃体变性引起的，是一种自然老化现象，随着年龄的增大，玻璃体胶质会逐渐退化而产生一些混浊物，浓缩聚集的胶质会产生阴影投射在视网膜上。因此在现代医学上称之为"玻璃体浑浊"或"玻璃体浮物"。

当今，由于电脑、手机广泛普及，用眼过度，视疲劳的产生，生理性飞蚊症的产生也明显上升。目前尚无有效方法，正确地针灸治疗具有快捷的疗效，一般3~5次即可解决。

特效用穴

耳尖及耳背（点刺出血）；肾关穴、光明穴；木穴、眼黄穴、光明穴；下三皇穴。

临床运用及说明

眼为肝之窍，肾为肝之母，滋水则涵木，又因本病年老体衰而致肝肾亏虚，不能濡养肝木，因此在治疗时主要以补肾的穴位为用。下三皇穴、光明穴、肾关穴均作用于肾，是补肾的要穴，所以这些穴位皆有较好的疗效。症状明显的患者可配合在太阳穴与耳尖穴刺血，再针刺相关穴位，笔者临床以肾关穴、光明穴、木穴最为常用，也常配用传统针灸眼部周围穴位，以睛明穴用之最多，多数经三五次治疗而痊愈。

第十八节　杂症

一、唇痛、白塞氏综合征

特效用穴

上唇穴、下唇穴（点刺出血）；三叉三穴。

临床运用及说明

上、下唇穴是根据对应全息理论而取用，可以治疗口舌生疮。先以上、下唇穴点刺放血，再配用三叉三穴，三叉三穴与液门穴相符，液门为三焦之荥水穴，具有泄三焦之火热的作用。

二、发音无力

特效用穴

总枢穴（点刺出血）；背面穴。

临床运用及说明

总枢穴以点刺放血为用，其用是根据前后对应的原理治疗发言无声。背面穴与传统针灸之肩髃相符，董师言本穴能治疗发音无力，肩髃为手阳明大肠经的穴位，手阳明多气多血，肺与大肠相表里，既能调理阳明之气血，又能调理肺气，所以能治肺气不畅或肺气不足导致的发音无力。

三、鱼刺鲠喉

特效用穴

指五金穴、指千金穴；足五金穴、足千金穴。

临床运用及说明

对于指五金穴、指千金穴治疗鱼刺咔喉笔者则有亲身之体验，其治疗经过已在拙作《董氏奇穴针灸学》中有详述，感兴趣的读者可以参阅。其治疗功效针刺二穴能够有效地松弛咽喉部肌肉，使紧张的肌肉得以松弛，故而能使鱼刺外出。

四、咽喉炎

特效用穴

曲陵穴（点刺出血）；喉蛾九穴（点刺出血）；分金穴、天士穴；失音穴。

临床运用及说明

急性咽喉炎发病急，病情转变迅速，尤其是婴幼儿，所以对于急性患者需要及时合理地处理，笔者首先是主张刺血运用，曲陵穴与传统针灸之尺泽穴相符，尺泽为肺经之合穴，"合主逆气而泄"，并是肺经之子穴，根据"实则泻其子"的理论，故用之有较佳的作用。喉蛾九穴用于咽喉疾病的治疗，尤其对急性患者作用极效。但针刺时九穴不必都用，一般以喉结中点及其上下左右各一穴即可。传统针灸中的少商穴与商阳穴也有很好的作用，临床也常用。

五、眼角痛

特效用穴

火散穴；海豹穴；大间穴、小间穴；花骨一穴。

临床运用及说明

以上诸穴所用均是董师治疗本病的用穴，传统针灸治疗眼角痛则是根据经络循行的理论选取用穴，或配局部的穴位用之。

六、眼角发红

特效用穴

太阳穴周围瘀络（点刺出血）；上白穴；花骨一穴；足驷马穴。

临床运用及说明

眼角发红在太阳穴周围瘀络点刺放血效果非常好，一般先在太阳穴刺血，再用毫针针刺上白穴，上白穴的主治就是治疗眼角发红，疗效确实。

七、眼散光

特效用穴

肾关穴、光明穴；中白穴。

临床运用及说明

以上用穴均是董师临床所用主治功效，在董氏传承中也已得到了临床的验证，作用功效极为确实，并具有极佳的功效。

八、口干

特效用穴

指肾穴；通肾穴、通胃穴、通背穴；廉泉穴。

临床运用及说明

口干的原因比较复杂，在这里所用穴位主要是针对肾阴虚而致的口干，指肾穴与通肾三穴（通肾穴、通胃穴、通背穴）作用于肾，以补肾水而起到作用，肾三通能立生口水，所以有人将此穴组称之为"津液发动机"，可见其效非常强大。廉泉穴犹如泉水源源不断，传统针灸照海穴也有很好的作用，也是常用穴位之一。

第七章　儿科病症

第一节　小儿高热

小儿发热是儿科最常见疾病，由于小儿形体稚弱，脏腑娇嫩，抗御外邪能力差，加之冷热不知调节，若是护理不当，易为风寒外邪所侵，邪气侵袭体表，卫外之阳被郁而致发热。

特效用穴

七星穴（点刺出血）；大白穴（点刺出血）；重仙穴。

临床运用及说明

七星穴是董师用于小儿发热的穴位，所用是点刺放血法。虽然由七个穴点组成，但所用的时候不是每个穴点都用，一般只要针总枢穴、分枢穴即能达到疗效。大白穴也能退热，董师指出治疗发热的时候在穴位周围瘀络点刺放血运用。小儿发热治疗时，一般先在七星穴或大白穴点刺放血，再针刺重仙穴就有很好的疗效。

第二节　小儿哮喘

哮喘是小儿时期常见肺系疾病，是一种反复发作的哮鸣气喘疾病。本病具有明显的遗传倾向，初发年龄以 1~6 岁多见。多数患儿经治疗缓解或自行缓解，若在正确的治疗与调护下，随着年龄的增长，大多数可以治愈。但部分患儿持续反复发作，难以缓解，甚至终身不愈。本病以冬季或气候变化时易于发作。针灸对本病作用明显，所以应是值得重视的一种有效方法。

特效用穴

曲陵穴瘀络（点刺出血）；肺俞穴（点刺出血）；大白穴瘀络（点刺出血）；重子穴。

临床运用及说明

以上用法主要针对的是哮喘的急性发作，点刺放血发挥疗效最快，曲陵穴与传统针灸的尺泽穴相符，尺泽是肺之水穴，为肺经之子穴，"实则泻其子"，急性发作时均为实证。又为合穴，"合主逆气而泄"，故治咳嗽、气喘甚效；大白穴名之为"白"，应于肺之意，故治疗肺病甚效。董师临床运用中较少单独应用本穴，但董师对此指出用本穴点刺放血治疗小儿气喘有特效；董师指出重子穴能治疗气喘、咳嗽的病症，并特别指出用于小儿最具特效。急性发作治疗时先在曲陵穴或大白穴点刺放血，然后再针重子穴即可。对于缓解期的患儿要施以辨证治疗。

第三节 积滞

积滞就是食积，也即现代医学所言的消化不良。是由于小儿喂养不当，内伤乳食，而致乳食积聚，积而不化，伤及脾胃所引起的一种小儿常见的胃肠病症。如果食积日久，治疗不当，则会造成脾胃损伤，导致小儿营养缺乏，阻碍生长发育，转化为疳证，故在古代有"积为疳之母，无积不成疳"之说。古代医家在针灸治疗方面积累了较为丰富的经验，临床疗效确实。

特效用穴

四缝穴（点刺出血）；通关穴、通山穴；正会穴、次白穴。

临床运用及说明

四缝为经外奇穴，有消食化积导滞之功，是古今医家治疗积滞的特效穴，疗效肯定，作用强大，操作简单。一般轻症可用指掐法，对于病程长、症状重的患儿可在四缝穴挑刺出黄水即能立竿见影；正会穴与次白穴用于积滞而导致的睡眠不安及胃痉挛有很好的疗效，次白穴针刺时向指侧斜刺。

第四节 儿童多动症、抽动秽语综合征

儿童多动症也称多动障碍，抽动秽语综合征也称为抽动障碍。是主要发生在儿童早期的一种行为问题。发病因素较为复杂，认为其主要与遗传因素和心理社会应激有关。目前发病率具有明显增高趋势，但对其治疗还尚无有效方法，针灸治疗是值得探索的可行方法。

特效用穴

正会穴、次白穴（右）、鼻翼穴（左）。

临床运用及说明

本穴组是胡光医师的临床经验运用，在董氏针灸中影响深远，并言之有较为

广泛的治疗作用，可用于抽动症、抽动秽语综合征、精神不集中、痴呆、大脑发育不良、癫狂、癔症、遗尿等多种病症的治疗。笔者在传统针灸中主要以督脉和心经穴位为主，其疗效非常满意，在临床曾治疗多例相关患儿，均取得了显著疗效。

第五节　夜啼

夜啼是婴幼儿特有的疾病，多见于婴幼儿，年龄越小越容易发病，主要表现为白天如常，入夜则啼哭不安，时哭时止，甚则通宵达旦，这种情况就称为夜啼症。西医方面对其病因尚不明确，中医对此总结认为，小儿夜啼常因脾寒、心热、惊恐、伤食而发病。中医疗法效果明显，若能正确辨证，则能迅速痊愈。

特效用穴

胆穴（点刺出血）；木枝穴。

临床运用及说明

胆穴是董师专用于治疗小儿夜哭的穴位，其疗效非常肯定，因其治疗本病疗效卓著，在临床中笔者直接称本穴为"夜哭穴"。本穴操作方便而简单，直接刺血即可，也可以按揉，用之当天即可见效；木枝穴也有治疗小儿夜哭的作用，木的主干为肝，木之分支，胆也，故能治疗小儿夜哭，同胆穴，故名木枝。胆穴与木枝穴可以单独运用，严重者可以先在胆穴刺血，再针刺木枝穴。

第六节　流涎

小儿流涎俗称"流口水"，是指涎液经常不自觉地从口中流溢出的一种病症。中医称之为"滞颐"。中医认为，流涎一症多由脾脏虚冷，或脾胃热，津液不收所致。

在1岁以内的婴幼儿因唾液分泌量大，牙齿牙槽生长缓慢，大多会流口水，这是一种生理现象，随着生长发育，这种现象会逐渐消失。在这里所说的流涎是指非生理现象，也找不到引起流涎的具体原因，如口舌生疮、长牙等所引起的症状不属于本病范畴。

特效用穴

止涎穴。

临床运用及说明

止涎穴是董师专用于小儿流涎的特效穴，因其治疗流涎具有特效，故董师直接命名为"止涎穴"。本穴在肺经上，肺主气，因此有补气收摄之功能，故治疗流口水有效。

第七节　小儿麻痹症

小儿麻痹症又称小儿瘫痪，是时邪引起的时行疾病。本病好发于 6 个月~5 岁的小儿，6 个月~2 岁发病率最高，一年四季均可发病，常流行于夏秋季节。西医称本病为脊髓灰质炎，是由脊髓灰质炎病毒引起的急性传染病，病毒侵犯脊髓前角的运动神经元，引起躯干和四肢的肌肉麻痹，致肌肉萎缩、骨关节变形等。中华人民共和国成立后，由于疫苗的普及，本病已经极为少见。

特效用穴

上曲穴、云白穴、肩中穴；下曲穴、李白穴、天宗穴。

临床运用及说明

以上两组穴位是董师治疗本病的临床经验集结，据赖金雄医师言："民国五十一二年间，本病盛行，余随董师，常见董师用以上两穴组轮扎，效果颇佳。该穴组亦治任何下肢无力症。"目前笔者在临床中尚无治疗本病的经验，对此无法评价其疗效如何，在这里对此仅录用其功效，供大家参考。并强调二穴组交替用针治疗。

第八章　其他杂症

一、肌肉萎缩

特效用穴

指三重穴；肩中穴、上曲穴、云白穴；下曲穴、李白穴；水曲穴。

临床运用及说明

肌肉萎缩只是一个症状，多种原因都可以导致肌肉萎缩，在这里仅对肌肉萎缩这个症状提供用穴，在临床治疗时还应进一步明确辨证。肩中穴、上曲穴、云白穴、下曲穴、李白穴均在上臂四四部位，这一部位肌肉丰厚，以肉而应脾，具有健脾之效。

二、发汗、多汗

特效用穴

木穴；复溜穴、合谷穴。

临床运用及说明

木穴在食指上，归属于大肠经，大肠经多气多血，与肺相表里，肺主皮毛，所以能治疗汗症。传统针灸中合谷穴与复溜穴有很好的双向调节功能，治疗多汗症也能治疗无汗症。无汗时补合谷穴泻复溜，多汗时泻合谷穴补复溜。

三、全身疲劳

特效用穴

背面穴（点刺出血）；三叉三穴；落通穴；鼻翼穴；火腑海穴。

临床运用及说明

董师在背面穴运用中指出用三棱针可治疗全身疲劳，笔者在临床对此没有运用经验，而笔者常以三叉三穴与鼻翼穴治疗，效果很好。火腑海穴与手三里穴相符，具有调理阳明气血的作用，有补虚功效。

四、出血

特效用穴

火包穴（点刺出血）；六完穴；花骨四穴。

临床运用及说明

六完穴与花骨四穴在主治功能中就有止血的作用，二穴以毫针为用，六完穴与侠溪穴相近，侠溪穴是胆经之荥水穴，胆与肝相表里，肝主藏血。在五行中属水，水能克火，对火盛灼伤脉络有很好的功效。

五、狐臭

特效用穴

天宗穴、李白穴；分枝上穴、分枝下穴；极泉穴。

临床运用及说明

狐臭较为多见，一般方法难以处理，西医一般需要手术方法，董氏奇穴中有诸多穴位可以运用，一般分为以上两组穴位交替用针，第 1 日用天宗穴与李白穴，第 2 日就用分枝上穴与分枝下穴，极泉穴也有这一功效，可以配用。

六、醉酒

特效用穴

正本穴（点刺出血）；耳环穴；率谷穴（醉酒头痛及呕吐）。

临床运用及说明

正本穴与传统针灸素髎穴相符，在此处点刺放血，再用毫针针刺耳环穴，可有立竿见影之效，能使醉酒后的症状迅速解决，当醉酒而引起的头痛及呕吐，可以针刺率谷穴，早在《甲乙经》就有载："率谷主醉酒风热发，两目眩痛。"《医宗金鉴》也有载："伤酒呕吐，痰眩。"

七、白细胞过少、过多症

特效用穴

木斗穴、木留穴；肾关穴、人皇穴；上三黄穴；悬钟穴。

临床运用及说明

白细胞过少及过多为血液系统疾患，疾病多较复杂，在这里只是提出了用穴的一个思路，木留穴及上三黄穴董师均言能治疗白细胞症的作用，也就是有双向调整的功能，白细胞过少与过多均能处理。悬钟穴为八会穴之髓会，髓是造血系统的来源，因此本穴有重要的作用。

八、贫血

特效用穴

四花上穴；火腑海穴；下三皇穴；木斗穴、木留穴；悬钟穴、脾俞穴、足三里穴。

临床运用及说明

这也是造血系统的疾病，在治疗贫血时要明确贫血的原因，要及时调整贫血的根源，比如患者有失血的情况，一定要解决这个漏洞，否则难以达到治疗目的。脾胃为气血生化之源，因此调理脾胃是治疗本病的关键。

九、小便出血

特效用穴

分枝上穴、分枝下穴；地皇穴、人皇穴；六完穴；中极穴、三阴交穴、血海穴。

临床运用及说明

小便出血属于中医淋证中的血淋，其原因可有泌尿系结石或泌尿系感染所致。分枝上穴与分枝下穴用于尿路感染而致的小便出血有较好的疗效，董师言二穴可治疗小便痛及血淋，也就是现代医学所指的尿路感染而致的小便出血。地皇穴与人皇穴用于肾病而致的出血。

十、胃反流

特效用穴

天皇穴、肾关穴；木斗穴、木留穴；四花上穴、火主穴；内关穴、公孙穴。

临床运用及说明

胃反流就是胃气上逆所致，天皇穴与肾关穴倒马运用则是董师的运用经验，成为治疗本病最常用的一组穴位。内关穴与公孙穴合用也有很好的疗效，这是八脉交会穴的运用。

十一、食欲不振

特效用穴

通关穴、通山穴；四花上穴；中脘穴、足三里穴。

临床运用及说明

食欲不振仅是一个常见症状，可由多种原因而导致，在这里所谈的食欲不振主要是因消化系统疾病而致的，因此主要从这一方面用穴。四花上穴与足三里相近，足三里为胃经的合穴，胃腑的下合穴，是调整胃肠功能和消化系统疾病的要穴，在五行中为土中之土穴，所以健运脾胃的作用特别强大，四花上穴贴于骨，功效更强。通关穴、通山穴在脾经与胃经之间，能补脾健胃，故对消化系统紊乱而致的食欲减退有很好的作用。

十二、消化不良

特效用穴

木斗穴、木留穴；脾肿穴、通关穴、通山穴。

临床运用及说明

脾肿穴配通关穴、通山穴为赖金雄医师临床经验，言之本穴组对消化不良有特效。木斗穴、木留穴对消化不良的治疗是基本主治之一，其穴组在足阳明胃经上，作用于肝，对肝木克土而致的消化不良为对症用穴。

十三、小腹胀满

特效用穴

四腑一穴、四腑二穴；四花下穴、腑肠穴；妇科穴、水晶穴；腑快穴。

临床运用及说明

小腹胀满可由多种原因导致，因此在治疗时应当明确腹胀之原因，临床中多以肠道疾病或妇科疾病而致，针对不同的脏腑予以处理。四腑一穴、四腑二穴、腑快穴及四花下穴、腑肠穴均对肠道疾病而致的腹胀有效，四腑一穴、四腑二穴与腑快穴皆在面部，治疗腹胀是各穴的基本主治，取穴原理根据全息对应于大小肠，可用于肠道疾病而致的腹胀。但笔者在临床较少运用，而是常以腑肠穴、四花下穴为主穴，四花穴组中二穴处于下焦，并在足阳明胃经之上，大肠小肠皆属于胃，因此二穴治疗肠道疾病就有很好的疗效，其中对肠道而致的腹痛、腹胀特别有效。妇科穴与水晶穴均是治疗妇科病的要穴，二穴主要针对妇科病而致的腹胀，水晶穴作用于子宫，所以本穴用于子宫疾病而致的小腹胀疗效甚好。各穴的穴性不同，主治有别，根据疾病对应用穴。

十四、脑瘤

特效用穴

正会穴、后会穴、前会穴；上瘤穴；火散穴、火菊穴、火连穴；正筋穴、正宗穴；足三重穴或外三关穴。

临床运用及说明

脑瘤是严重的疾病，治疗复杂而棘手，这里用穴仅是提供了治疗这类疾病的一个思路。火散、火菊、火连三穴同时用针治疗脑瘤、脑膜炎是董师的临床经验，其治疗原理难以理解。其余用穴主要通过经络理论和穴性理论发挥运用，一是用穴与经脉有关，这些用穴所在的经脉与脑联系密切，不在督脉就在膀胱经脉上，此两经脉均入脑，如正会穴、后会穴、前会穴均在督脉上，正筋穴、正宗穴在膀胱经脉上，经脉入脑则能治疗脑部的疾病。足三重穴特性就是以活血化瘀为中心，治疗脑瘤也离不开活血化瘀，所以足三重穴也是本病的重要穴位。外三关穴具有清热解毒、活血化瘀的特性，因治疗各种瘤、癌及多种外科疾病有特效，所以被称为外三关穴。上瘤穴从其名称就可以明确本穴的主治，因能治疗脑部肿瘤故名为上瘤穴。临证综合分析，对证用穴。

十五、脑积水

特效用穴

足三重穴（点刺出血）；上瘤穴、正筋穴、正宗穴。

临床运用及说明

脑积水不是单一的疾病改变，而是诸多病理原因引起的脑脊液循环障碍，脑内脑脊液异常积聚，使其一部分或全部异常扩大称为脑积水。根据疾病发展的快慢有急性脑积水和慢性脑积水之分。针灸治疗主要针对的是慢性脑积水，在董氏穴位中对本病有明确主治功能的就是上瘤穴与正筋穴，因此二穴合用有很好的效果。上瘤穴与正筋穴、正宗穴均作用于脑部，是治疗各种脑部疾病的特效穴位，对脑血管意外、肿瘤、脑外伤皆是首选的穴位。

十六、脑外伤后遗症

特效用穴

冲霄穴（点刺出血）；然谷穴（点刺出血）；上瘤穴、正筋穴、正宗穴；足三重穴。

临床运用及说明

脑部外伤之后常有头晕、头痛之症状，尤其是脑震荡后遗症，这些症状极为明显。以上所用处方已在董氏针灸中达成了共识，疗效确实，临床运用十分广泛，是治疗各种脑外伤后遗症的有效方法。

十七、头上怕风

特效用穴

灵骨穴、大白穴；肾关穴。

临床运用及说明

灵骨穴、大白穴具有很强的温阳补气作用，能生火而温阳。其穴组在手阳明经脉上，大肠与肺相表里，还有调补肺气之效，肺气虚，表卫不固，故而怕风，本穴组能固表补肺，温阳补气，即可有效地解决。若配肾关穴作用更佳。

十八、面麻

特效用穴

足外踝瘀络（点刺出血）；灵骨穴；木斗穴、木留穴；侧三里穴、侧下三里穴；中九里穴、七里穴。

临床运用及说明

面麻多为一侧发病，就现代医学而言很难明确发病之原因，因此一般也难以找到有效的处理方法。针灸治疗基本上与面瘫方法相近，就经络来看，与少阳、阳明经关系密切。一般先在外踝周围找瘀络点刺放血，再取毫针，笔者以侧三里穴、侧下三里穴与灵骨穴最为常用，具有很好的疗效。

十九、瘰疬

特效用穴

足外踝瘀络（点刺出血）；足三重穴；足千金穴、足五金穴；天井穴、少海穴；曲池透臂臑。

临床运用及说明

瘰疬又名为瘰疬鼠疮，与现代医学中的淋巴结结核，或结核性颈淋巴腺炎相符。在过去十分常见，现在发病明显减少，中西医皆有治疗的方法，但一般处理很难发挥治疗作用，往往缠绵难愈。针灸治疗具有作用迅速，并能有效根治，因此针灸治疗本病一直成为临床中的有效方法。临床中也积累了大量的针灸经验，笔者在临床中以天井穴与少海穴用之最多，疗效非常确实，在古歌赋中也有大量的记载，《胜玉歌》言"瘰疬少海天井边"。《玉龙歌》载"天井主治瘰疬瘾疹"。曲池透臂臑是已故名医王乐亭医师的经验，有大量的临床治疗医案，取得了显著的治疗效果，笔者在临床中也经常运用这一方法，效果非常确实。

二十、大便脱肛

特效用穴

三其穴（其门穴、其角穴、其正穴）；博球穴、灵骨穴；气海穴、长强穴。

临床运用及说明

脱肛就是直肠下端脱出肛门之外，病位在大肠，督脉过直肠，膀胱经别入肛中，所以脱肛与督脉、膀胱经关系密切。博球穴在足太阳膀胱经脉，足太阳经别入肛中，故能疏调肛部气血；长强穴为督脉之别络，位近肛门，可有效地调节肛门的功能；三其穴在手阳明大肠经，对肛周疾病均有治疗功效，除了能治疗脱肛，对便秘、痔疾也有很好的作用。

二十一、睡中咬牙

特效用穴

四花下穴、腑肠穴；通关穴、通胃穴。

临床运用及说明

睡中咬牙在临床中很常见，其原因多是胃的原因而致，中医中有"胃不和则夜不安"之说。确实如此，凡睡中咬牙的患者，当醉酒或暴饮暴食之后，则会明显加重。我之前一个同事，就有很明显的咬牙病史，每当晚餐过饱后，其症状就明显加重，当晚饭合理的时候也就明显的缓解，也说明了这一点。四花下穴与腑肠穴就有这一作用，疗效非常确实。通关穴与通胃穴均是治疗胃病的有效穴位，因此二穴也能够治疗。

二十二、脂肪瘤

特效用穴

外三关穴；上三黄穴；丰隆穴、中脘穴。

临床运用及说明

脂肪瘤中医称为"痰核""肉瘤"，其病名最早见于《千金要方》。多因郁滞伤脾，痰气凝结所致。外三关穴是治疗各种瘤、癌的要穴，因此用外三关穴治疗脂肪瘤就有非常好的疗效；上三黄穴疏肝解郁，解除各种瘀滞，因此上三黄穴也有特效作用；丰隆、中脘均为祛痰的要穴，所以能针对其病因，二穴是传统针灸治疗脂肪瘤的特效要穴。

二十三、伤口不愈合

特效用穴

制污穴（点刺出血）；外三关穴。

临床运用及说明

伤口不愈合处理往往较为棘手，制污穴对此有很好的疗效，点刺放血处理，可使一些伤口久不愈合者能立起沉疴，迅速见效。笔者在临床曾有多例相关病案，疗效显著，见证了制污穴的特殊功效。对于病情重、病程时间长者，可配合外三关穴运用，外三关穴有清热解毒的作用。

二十四、类风湿关节炎

特效用穴

通关穴、通山穴、通天穴；五虎穴；通肾穴、通胃穴、天皇穴、肾关穴。

临床运用及说明

类风湿关节炎病情复杂，疾病缠绵难愈，因此治疗十分棘手，在这里所用穴位主要是提出了一个治疗思路和某些情况下的对症用穴。通心三穴（通关穴、通山穴、通天穴）在脾胃两经之间，能够调补脾胃，其功效作用于心，具有调整全身血液循环的作用，对全身疼痛故而有效，符合类风湿关节炎的特性；五虎穴是全息理论的运用，可针对性地解决四肢关节的问题。

二十五、解晕针

特效用穴

手解穴；解穴（足解穴）。

说明

晕针自古医家就非常重视，这说明在针刺的时候是很常见的现象，但是若能正确地针刺，一般不会导致晕针现象的发生，在临床治疗时，要正确合理地操作，尽量避免这一现象的发生。二穴不但能够解晕针，而且对针刺所带来的不良现象仍然能够有效地处理，如针刺后的麻木、疼痛、胀感等症状，均能迅速解决，左病用右穴，右病用左穴，一般7~10分钟即可。

后 记

笔者从医二十余年，先后由西医临床到中药运用，再到以针灸为主的从医生涯，这个过程经历颇多，亲身体会了"读书三年，便谓天下无病可治；治病三年，便谓天下无方可用"的现实。同时也越来越感悟到了中医的博大精深，领略到了中医之魅力，见证了中医之神奇，对中医崇敬之情油然而生，尤其对针灸，近乎痴迷。

源于这份痴迷，笔者沉浸在中医针灸中无法自拔，因此不论古代针术还是现代各种新方法都有所涉猎，在偶然的机会接触到了董氏奇穴，并尝试运用，其疗效验证了董氏奇穴的神奇，这一研究就是十余年。笔者因对董氏奇穴的挚爱，又因其在临床广泛运用中显著的治疗效果，故而结合临床实践与教学理论相继写了几本关于董氏奇穴方面的书籍，分别是《董氏奇穴与十四经穴临证治验》《董氏奇穴与经穴治疗颈肩腰腿痛集验》《董氏奇穴针灸学》及《董氏奇穴挂图》等。其拙作虽然显得幼稚，但是笔者之内心一片赤诚，一心本着以让董氏奇穴这颗璀璨明珠发扬光大，由此也得到了许多同道的鼓励与支持，倍感欣慰。更激发了笔者对董氏奇穴进一步探究运用的热情，无论现在还是未来，笔者愿与各位中医针灸爱好者一道学习，共同交流，共同提高。

笔者始终秉承"传承中医文化，弘扬中华国粹"这一理念来推广中医、发展中医、运用中医，这是笔者始终不变的思想。为实现这一目标，笔者在山东潍坊成立了潍坊杏林中医培训中心，并设有中医外治门诊，以外治法治疗各类疑难杂症。教学形式则是以理论与实践相结合的临床带教培训方式，使所有学员真正能达到学以致用的目的，确保所有学员能够达到独立操作，让中医健康有序地传承和发展。

本书的出版不仅仅是笔者的临床经验，同时还参考了已出版的董氏奇穴书籍及相关资料，这要深深地感谢各位老前辈及各位董氏奇穴传承者，道一声：你们辛苦了！未来发展之路任重而道远，这还需要老前辈们及董氏奇穴爱好者持续不断地传播与推广，为董氏奇穴的弘扬不懈努力，为全人类的健康发展做出一定的贡献！

笔者目前已出版的相关书籍介绍如下：

《董氏奇穴与十四经穴临证治验》

《董氏奇穴与经穴治疗颈肩腰腿痛集验》

《学小儿推拿，做超能妈妈》

《针灸临床技巧与心得》

《70个常用重要穴位临证精解》

《针灸特定穴临床实用精解》

《董氏奇穴针灸学》

《董氏奇穴挂图》

《习灸成医，做家人的保健医》

《针灸治疗妇产科学》

以上是笔者已出版的系列拙作，欢迎各位同道交流，在这里恳切地期望各位老师及同道对不足及谬误之处予以指正，不胜感激。

交流电话（微信）：15966990292（杨朝义）

杨朝义

潍坊杏林中医科技有限公司

潍坊杏林中医培训中心

潍坊潍城杏林中医门诊

董氏奇穴各部位总图

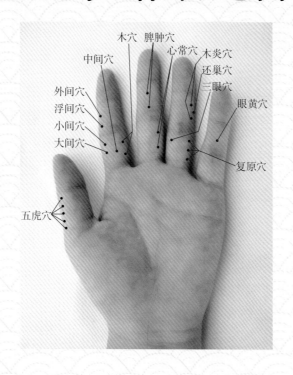

木穴　脾肿穴
中间穴　　心常穴　木炎穴
外间穴　　　　　还巢穴
浮间穴　　　　　三眼穴
小间穴　　　　　　　眼黄穴
大间穴
　　　　　　　　　　复原穴

五虎穴

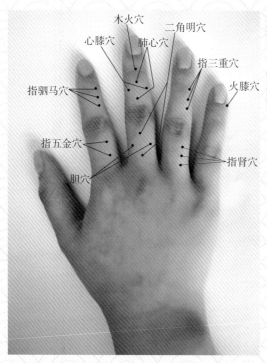

木火穴
心膝穴　肺心穴　二角明穴
　　　　　　　　指三重穴
指驷马穴　　　　　火膝穴

指五金穴
　　　　　　　　指肾穴
胆穴

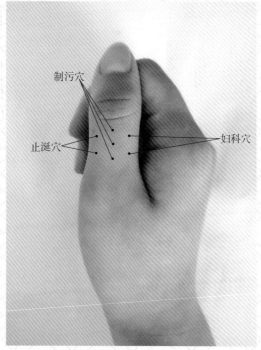

制污穴
　　　　　　　　妇科穴
止涎穴

附图 1 ——部位总图

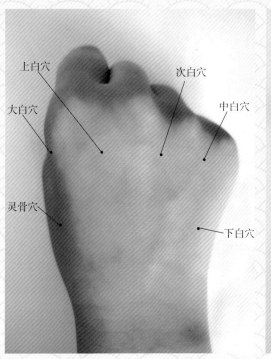
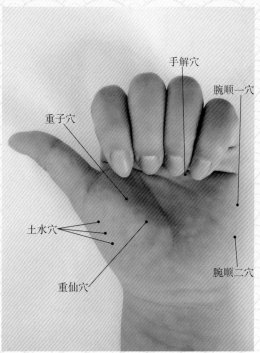

上白穴
次白穴
大白穴
中白穴
灵骨穴
下白穴

手解穴
腕顺一穴
重子穴
土水穴
重仙穴
腕顺二穴

附图 2　二二部位总图

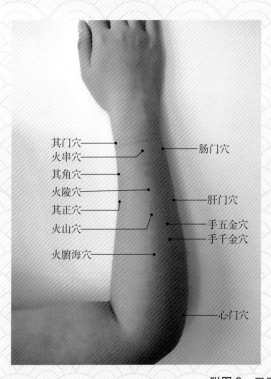
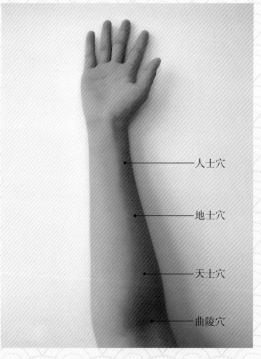

其门穴
肠门穴
火串穴
其角穴
火陵穴
肝门穴
其正穴
手五金穴
火山穴
手千金穴
火腑海穴
心门穴

人士穴
地士穴
天士穴
曲陵穴

附图 3　三三部位总图

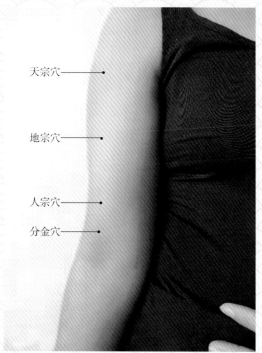
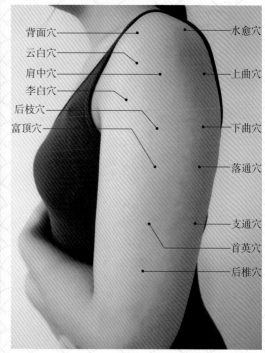

天宗穴

地宗穴

人宗穴

分金穴

背面穴

云白穴

肩中穴

李白穴

后枝穴

富顶穴

水愈穴

上曲穴

下曲穴

落通穴

支通穴

首英穴

后椎穴

附图 4　四四部位总图

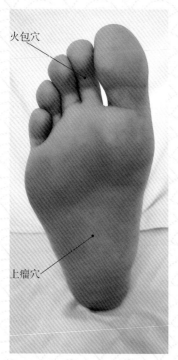
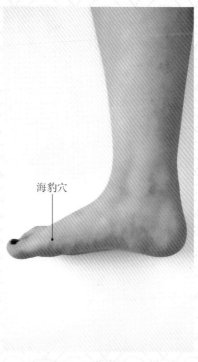
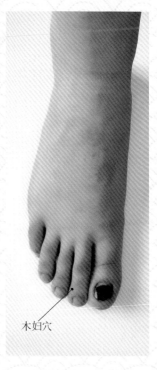

火包穴

上瘤穴

海豹穴

木妇穴

附图 5　五五部位总图

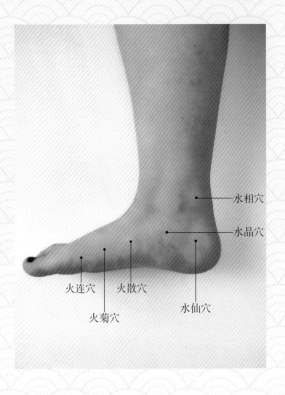

水相穴
水晶穴
火连穴　火散穴
火菊穴
水仙穴

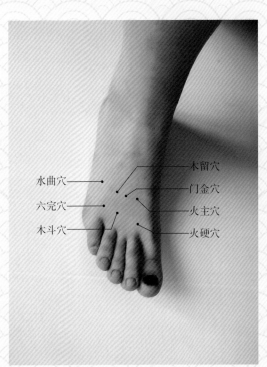

木留穴
水曲穴　门金穴
六完穴　火主穴
木斗穴　火硬穴

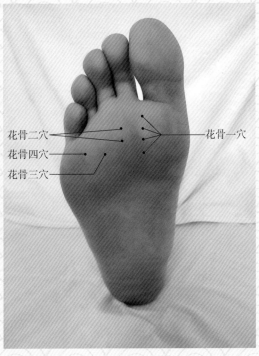

花骨二穴　花骨一穴
花骨四穴
花骨三穴

附图6　六六部位总图

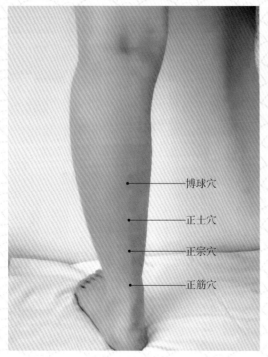

博球穴

正士穴

正宗穴

正筋穴

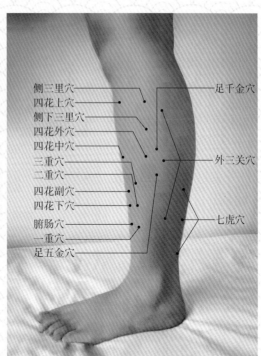

侧三里穴 —— 足千金穴

四花上穴 ——

侧下三里穴 ——

四花外穴 ——

四花中穴 —— 外三关穴

三重穴 ——

二重穴 ——

四花副穴 ——

四花下穴 —— 七虎穴

腑肠穴 ——

一重穴 ——

足五金穴 ——

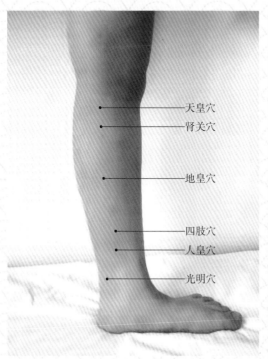

天皇穴

肾关穴

地皇穴

四肢穴

人皇穴

光明穴

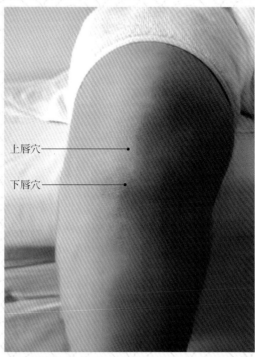

上唇穴 ——

下唇穴 ——

附图 7　七七部位总图

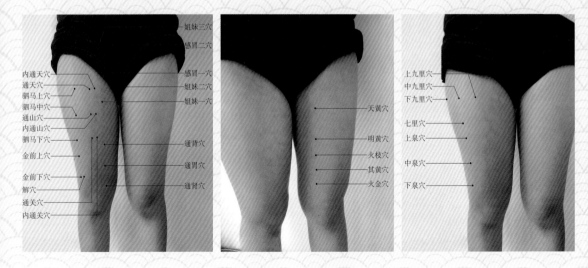

附图8　八八部位总图

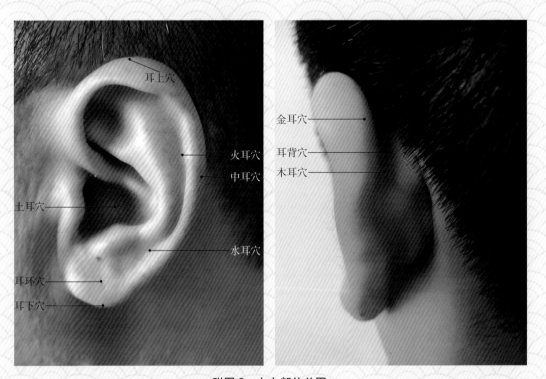

附图9　九九部位总图

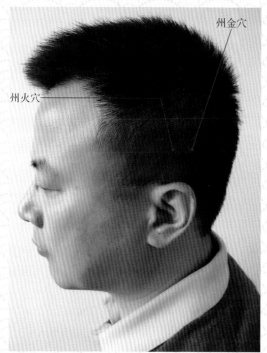
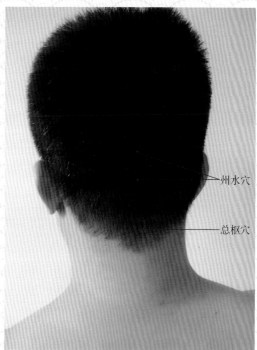

附图 10　十十部位总图

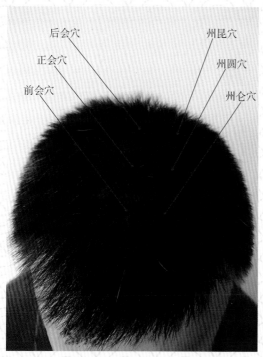
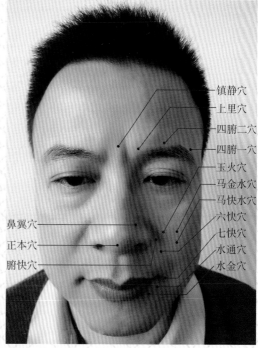

附图 10　十十部位总图

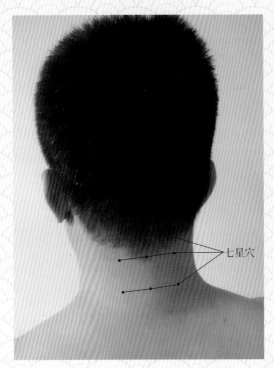
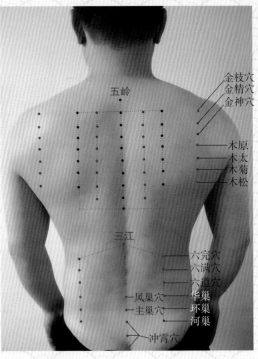

附图 11　背腰部位总图

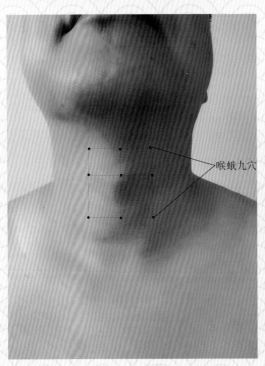
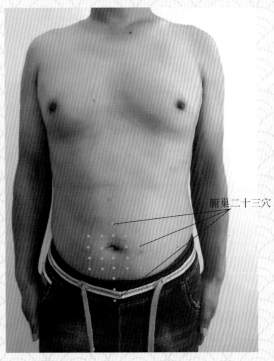

附图 12　胸腹部位总图